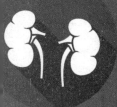

# 泌尿外科专科诊治精要

MINIAO WAIKE ZHUANKE ZHENZHI JINGYAO

著 者 康绍叁 王 磊 史志杰

吉林出版集团
吉林科学技术出版社

图书在版编目（CIP）数据

泌尿外科专科诊治精要 / 康绍叁等著. -- 长春：
吉林科学技术出版社, 2018.6
ISBN 978-7-5578-4377-9

Ⅰ.①泌… Ⅱ.①康… Ⅲ.①泌尿外科学—诊疗
Ⅳ.①R69

中国版本图书馆CIP数据核字(2018)第094503号

## 泌尿外科专科诊治精要

| | |
|---|---|
| 著　　者 | 康绍叁　王　磊　史志杰 |
| 出 版 人 | 李　梁 |
| 责任编辑 | 赵　兵　张　卓 |
| 装帧设计 | 雅卓图书 |
| 开　　本 | 787mm×1092mm　1/16 |
| 字　　数 | 212千字 |
| 印　　张 | 9 |
| 版　　次 | 2018年6月第1版 |
| 印　　次 | 2018年6月第1次印刷 |

| | |
|---|---|
| 出　　版 | 吉林出版集团 |
| | 吉林科学技术出版社 |
| 地　　址 | 长春市人民大街4646号 |
| 邮　　编 | 130021 |
| 编辑部电话 | 0431-85635185 |
| 网　　址 | www.jlstp.net |
| 印　　刷 | 济南大地图文快印有限公司 |

| | |
|---|---|
| 书　　号 | ISBN 978-7-5578-4377-9 |
| 定　　价 | 88.00元 |

# 前　言

21世纪以来，随着社会经济的发展，国民生活方式发生了深刻的变化，泌尿外科疾病发病率不断上升，严重影响了人们的生活水平。同时，随着医学科技的发展，泌尿外科疾病的诊疗与研究也日渐活跃起来，各种理论和方法不断更新和完善，新的治疗技术和措施也不断应用于临床。鉴于此，本书作者参考大量国内外文献资料，结合国内临床实际情况，编写了此书。

本书首先介绍了泌尿外科相关的基础知识，如泌尿系统解剖、泌尿外科疾病常见症状、泌尿外科有创性检查与治疗；然后重点介绍了泌尿外科常见疾病的诊治，如泌尿生殖系先天性畸形、泌尿系统肿瘤、尿路梗阻、前列腺疾病、尿石症、泌尿系统感染、泌尿男生殖系损伤等。本书的作者，均从事泌尿外科工作多年，具有丰富的临床经验，希望本书能为泌尿外科医务工作者处理相关问题提供参考，本书也可作为医学院校学生和基层医生学习之用。

我们知道，任何一本书都包含了编者们大量的辛勤劳动，本书也不例外。在编写过程中我们参阅了大量国内外相关文献，在此向有关专家谨致谢意。由于编者写作方式和文笔风格不一，再加上时间有限，书中疏漏和不足之处在所难免，望广大读者提出宝贵意见和建议，以便再版时修订，谢谢。

编　者
2018年6月

# 目 录

# 第一章

# 泌尿系统解剖

## 第一节 肾脏的解剖

### 一、肾脏解剖学结构

#### （一）大体描述

肾脏是实质性器官，左右各一，红褐色，紧贴腹后壁。作为泌尿系统的器官，肾不仅在体内水分、电解质和酸碱平衡方面有非常重要的作用，同时还具有分泌功能，能产生红细胞生成素、肾素以及能调节维生素 D 衍生物代谢的羟胆钙化醇。其血运丰富，正常情况下约占心排血量的 1/5。脆弱的肾实质表面有一层薄而坚韧的纤维囊包裹，正常情况下，纤维囊与肾实质连接疏松，易于剥离或易于被血肿鼓起。正常成年男性肾约重 150g，女性略轻，约重 135g。肾长 10~12cm，宽 5~7cm，厚约 3cm。女性略小，但是肾的大小更与整个身体大小有关，身体小的肾也小，身体大的肾也大。左、右肾大小也不一样，右肾宽而短，左肾窄而长，这是由于右侧肝脏的原因。和肾上腺一样，儿童的肾较大，刚出生时肾轮廓由于胎叶不规则，1 岁后这些胎叶消失，成年后肾两侧为光滑凸面并形成上下两极，也有可能有的人一直到成年后肾还是胎叶状，或者任一肾的外侧部上有局部隆起，称单驼峰。这也有可能是脾或肝的原因，通常左肾比右肾明显。

#### （二）显微结构

从肾的冠状切面看，肾实质分为表层的皮质和深层的髓质，皮质呈红褐色，髓质色淡红。髓质内可见许多呈圆锥形、底朝皮质、尖向肾窦的肾锥体，肾锥体尖端突入肾小盏称肾乳头，肾小盏呈漏斗形包绕肾乳头，承接排出的尿液。伸入肾锥体之间的皮质称肾柱。每个肾锥体及其周围的皮质组成一个肾叶。显微镜下观察，肾实质主要由毛细血管组成的肾小体和许多弯曲的肾小管组成，正常情况下这些小管与尿液形成有关，小管之间为结缔组织。

### 二、肾脏位置与毗邻

#### （一）位置

肾位于脊柱的两侧，贴附于腹后壁。两肾的纵轴不互相平行，上端多向内侧倾斜，下端则稍向外展开。受肝的影响，右肾稍低于左肾，以椎骨为标志，右肾上端平 $T_{12}$，下端平

$L_3$；左肾上端平 $T_{11}$，下端平 $L_2$，肾与肋骨的关系，左侧第 12 肋斜过左肾后面的中部，第 11 肋斜过后面的上部；右侧第 12 肋斜过右肾后面的上部。两肾门的体表投影，在腹前壁位于第 9 肋前端，在腹后壁位于第 12 肋下缘和竖脊肌外缘的交角处，此角称肾角或脊肋角。肾有病变时，在此角处常有压痛或叩击痛。肾可随呼吸而上下移动，其下移的范围正常不超过一个椎体，当深吸气时肾的位置下移，此时做腰腹双合诊可触及肾的下端。

（二）体表投影

在后正中线两侧 2.5cm 和 7.5～8.5cm 处各做两条垂线，通过第 11 胸椎和第 3 腰椎棘突，再做两条水平线，在上述纵横标线所组成的两个四边形范围内，即相当于两肾的体表投影。此范围内如有疼痛等异常表现时，多提示肾有病变。

肾的位置可有变异，在盆腔或髂窝者为低位肾；若横过中线移至对侧，则为交叉异位肾。肾的位置异常比较少见，但在腹部肿块的诊断中，应注意与肿瘤相鉴别。

（三）毗邻

肾的上方附有肾上腺，共同由肾筋膜所包绕，邻属关系密切，但在二者之间隔以疏松结缔组织，当肾下垂时，肾上腺并不随其下降。

两肾的内下方为肾盂和输尿管腹部的上端，左肾的内侧有腹主动脉，右肾的内侧有下腔静脉，两肾的内后方分别有左、右腰交感干。由于右肾与下腔静脉的距离很近，右肾的肿瘤或炎症性病变常侵及下腔静脉，因此在右肾切除术时，须注意保护下腔静脉，以免损伤造成难以控制的大出血。

在肾前方的毗邻，左、右侧不同。左肾前上部有胃后壁，前下部有结肠左曲，中部有胰腺横过肾门前方；右肾前上部为肝右叶，前下部为结肠右曲，内侧为十二指肠降部。左肾手术时应注意勿伤及胰体、尾部；右肾手术时要注意保护十二指肠降部，因它比较固定，易被撕裂。

在两肾后面第 12 肋以上部分，仅借膈与胸膜相邻。肾手术需切除第 12 肋时，要注意保护胸膜，以免损伤造成气胸。在第 12 肋以下部分，除有肋下血管、神经外，自内向外有腰大肌、腰方肌和腹横肌。在腰方肌前面有髂腹下神经和髂腹股沟神经向外下方走行，腰大肌前面有生殖股神经下行。肾周围炎或脓肿时，腰大肌受刺激可发生痉挛，引起患侧下肢屈曲。

三、被膜

肾的被膜有 3 层，由内向外依次为纤维囊、脂肪囊以及肾筋膜。

（一）纤维囊

又称纤维膜，为肾的固有膜，由致密结缔组织所构成，薄而坚韧，被覆于肾表面，与肾容易分离，有保护肾的作用。肾部分切除或肾外伤须保留肾时，应缝合纤维膜以防肾实质的撕裂。

（二）脂肪囊

又称肾床，为脂肪组织层，成人其厚度可达 2cm，尤其在肾的边缘、后面和下端的脂肪组织更为发达。脂肪囊有支持和保护肾的作用。经腹膜外肾手术时，在脂肪囊内易于游离肾脏。肾囊封闭时，药液即注入此囊内。脂肪组织容易透过 X 线，在 X 线片上可见肾的轮廓，对肾疾病的诊断有一定的意义。

### （三）肾筋膜

肾和肾上腺及其周围的脂肪被一层疏松结缔组织覆盖，称肾筋膜。其前、后两层分别位于肾的前、后两面且从肾上方，内、外侧三面固定肾，肾筋膜上方在膈肌下面愈合，在肾的内侧，肾前筋膜被覆肾血管的表面，并与腹主动脉和下腔静脉表面的结缔组织及对侧的肾前筋膜相移行。肾筋膜在肾的下方则相互分离，其间有输尿管和睾丸血管/卵巢血管通过。肾筋膜周围是腹膜后脂肪，这不同于肾脂肪囊，肾脂肪囊紧邻肾且包裹在肾筋膜内。

肾筋膜在肾周围形成一个屏障，这一屏障对肾起保护支持作用，对其恶性肿瘤的扩散也起到限制作用。同时肾的全切术也可使肿瘤完全切除。肾筋膜前面与腹膜和结肠相邻，后面与腹横筋膜紧邻。肾筋膜对肾及肾周的炎症如脓肿、囊肿、血肿也起到限制作用，由于肾筋膜与腹主动脉和下腔静脉表面的结缔组织相移行，所以一侧肾及肾周的炎症不会扩散到对侧，但可沿肾筋膜向下蔓延，达髂窝或大腿根部。随着炎症或肿瘤的进一步发展，病变可以突破肾筋膜侵袭其周围器官和后腹壁肌肉。

肾筋膜发出许多结缔组织小梁穿过脂肪囊与纤维囊相连，尤其肾下端的结缔组织小梁较为坚韧，对肾有固定作用。当肾周围脂肪减少，结缔组织小梁松弛时，肾的移动性增大，可形成肾下垂或游走肾。

肾前筋膜的前方有腹膜覆盖，肾后筋膜的后面有大量脂肪组织，称肾旁脂体，为腹膜外脂肪的一部分，在肾下端和外侧较多，对肾有一定的支持和保护作用。

### 四、肾门、肾窦及肾蒂

#### （一）肾门

位于肾内缘中部凹陷处，是肾血管、肾盂、神经和淋巴管出入的部位，肾门多为四边形，它的边缘为肾唇。其中前、后唇有一定的弹性，手术需分离肾门时，牵开前或后唇，可扩大肾门显露肾窦。

#### （二）肾窦

是肾实质所围成的腔隙，开口为肾门，内有肾动、静脉的分支，肾盂，肾大、小盏，神经，淋巴管和脂肪组织。

#### （三）肾蒂

由出入肾门的肾血管、肾盂、神经和淋巴管共同组成。肾蒂主要结构的排列关系有一定的规律：由前向后依次为肾静脉、肾动脉和肾盂；由上向下依次为肾动脉、肾静脉和肾盂。有的肾动脉在肾静脉平面以下起自腹主动脉，肾静脉血流受阻，静脉压增高，动脉血供亦相对减少，尤其在直立位时，动脉压迫肾静脉则更明显，这可能是直立性高血压的病因之一。

### 五、管腔系统

从人体解剖学和器官发生学来看，肾脏分为两部分：分泌部和导管部。分泌部是指肾实质的皮质，包括分泌结构的肾小球、近曲小管、Helen 襻、远曲小管。导管部是指肾实质的髓质，包括排泄结构的集合管、肾乳头、肾小盏、肾大盏和肾盂。肾内一般有 4~18 个肾乳头，其中以 7~9 个最常见。肾小盏呈漏斗状，其边缘包绕肾乳头，承接由集合管排出的终尿。大体观，肾的管腔是由肾小盏、肾大盏、肾盂组成。肾锥体和前后肾小盏构成典型的二维结构，由于肾的自然旋转，前面的肾小盏向外侧延伸形成冠状平面，而后面的肾小盏向后侧延伸形成矢状面。X线片的解释和穿刺肾管腔时识别这个解剖学结构是非常重要的。通常肾锥体尖端合并成肾乳头，在肾的上下极常见，其他部位也可见。2~3个肾小盏合并成一个肾大盏，2~3个肾大盏合并成一个肾盂，肾盂走行于肾窦出肾门后与输尿管相移行，事实上肾的管腔部分如肾小盏、肾大盏、肾盂是一个连续的结构，只是人为分开罢了。虽然如此，临床上还是接受这种命名法来进行描述和讨论。

对于经皮肾穿刺取石术，详细了解肾盂、肾盏结构排列，对经皮肾穿刺位置的选择、皮肾通道的设计是十分重要的。

肾盂为一漏斗状结构，位于肾动脉后，分肾内型肾盂和肾外型肾盂，容量一般为8~15ml，超过15ml为积水。而积水较大的肾盂，对穿刺、金属导丝置入和扩张皮肾通道是有利的。较大的肾外型肾盂，穿刺针易直接进入肾盂而不通过肾实质，因肾盂壁薄，容易产生尿漏、造瘘管脱落。

通常肾小盏集合成肾上、中、下3个大盏，肾大盏再汇集成肾盂，出肾门后移行为输尿管。上、下盏通常呈单个向上、下极投射，其余肾盏分为前、后两排（前组肾盏和后组肾盏），从静脉尿路造影术（IVU）和CT扫描断层片上可见前排肾盏靠外，呈杯口状，后排肾盏靠内，呈环形断面观。根据Kaye、Reinke和Hodson的研究报告，肾盏的排列分为两种类型，一种为多见和典型的Brodel型肾，后排肾盏结构拉长，向外与肾冠状切面呈20°角，前排肾盏较短，与肾冠状切面呈70°角。另一种少见的肾盏排列为Hodson型，其前后盏排列与Brodel型肾相反。

前后肾盏并不直接相对，经皮穿刺前排肾盏不易进入后排肾盏，穿刺最好选择在后排肾盏，尤以中、下后肾盏较安全，但术前弄清楚前后肾盏有困难，需做IVU、CT片对比，在手术前逆行插管，术中（俯卧位）沿导管注入空气和造影剂，有空气为后组肾盏，有造影剂为前组肾盏。

## 六、肾脏血管与肾段

### （一）肾动脉和肾段

肾动脉平第1~2腰椎间盘高度起自主动脉腹部，横行向外，行于肾静脉的后上方，经肾门入肾。由于主动脉腹部位置偏左，故右侧的肾动脉比左侧的稍长，并经下腔静脉的后面向右行入肾。据统计，肾动脉的支数多为1支（85.8%），2支（12.57%）或3~5支（1.63%）者均属少见。

肾动脉（一级支）进入肾门之前，多分为前、后两干（二级支），干又分出段动脉（三级支）。前干走行在肾盂的前方，分出上段动脉、上前段动脉、下前段动脉和下段动脉。后干较细，走行在肾盂的后方，延续为后段动脉。上段动脉分布至肾上端，上前段动脉至肾前面中上部及后面外缘，下前段动脉至肾前面中下部及后面外缘，下段动脉至肾下端，后段动脉至肾后面的中间部分。每一段动脉分布的肾实质区域，称为肾段。肾段有5个，上段、上前段、下前段、下段和后段。各肾段动脉之间彼此没有吻合，若某一段动脉发生阻塞，由它供血的肾实质将发生缺血、坏死。肾段的划分，为肾局限性病变的定位及肾段或肾部分切除术提供了解剖学基础。

肾动脉的变异比较常见。将不经肾门而在肾上或下端的动脉分别称为上极动脉或下极动脉。据统计，左右上、下极动脉的出现率约为 28.7%，其中上极动脉比下极动脉多见，上或下极动脉可直接起自肾动脉（63%）、腹主动脉（30.6%）或腹主动脉与肾动脉起点的交角处（6%）。上、下极动脉与上、下段动脉相比较，二者在肾内的供血区域一致，只是起点、走行和入肾部位不同。肾手术时，对上或下极动脉应予以足够重视，否则易致其损伤，不仅可致出血，且可能导致肾上或下端的缺血、坏死。

### （二）肾静脉

在肾窦内汇成 2 支或 3 支，出肾门后则合为 1 干，走行于肾动脉的前方，以直角汇入下腔静脉。据统计，肾静脉多为 1 支（87.84%），少数有 2 支（10.99%）或 3 支（1.06%），并多见于右侧。由于下腔静脉的位置偏右，故右肾静脉短，左肾静脉长，左侧比右侧长 2~3 倍。

两侧肾静脉的属支不同。右肾静脉通常无属支汇入；左肾静脉收纳左肾上腺静脉和左睾丸（卵巢）静脉，其属支还与周围的静脉有吻合。门静脉高压症时，利用此点行大网膜包肾术，可建立门腔静脉间的侧支循环，从而降低门静脉压力。左肾静脉约有半数以上还与左侧腰升静脉相连，经过腰静脉与椎内静脉丛及颅内静脉窦相通。因此，左侧肾和睾丸的恶性肿瘤，可经此途径向颅内转移。

肾内静脉与肾内动脉不同，肾内静脉无节段性，具有广泛的吻合，故结扎肾外静脉的一个小属支，可能不致影响肾内静脉血的回流。

### （三）肾血管畸形

肾动静脉主干的畸形占 25%~40%，最常见的是肾动脉个数的增加，增加的肾动脉由腹主动脉向两侧发出入肾门或直接入肾的上、下极，上极的比下极常见，右肾下极动脉跨过下腔静脉的前面。左右肾下极动脉都走行于泌尿收集系统的前面，这可能是肾盂输尿管移行部阻塞的外部因素。肾动脉个数增加在异位肾中更常见，且少数由腹腔动脉、肠系膜上动脉或髂动脉发出。多条肾静脉不常见，一般以两个分支离开肾门。左肾静脉以前后分支离开肾门走行于腹主动脉前面汇入下腔静脉，罕见情况下有腹主动脉后分支。

### （四）外科手术注意事项

丰富的静脉回流和少量的终末动脉分布是手术时应该考虑的，肾被膜下静脉丛和肾周静脉有丰富的吻合支，这样肾就不会因为肾静脉的阻塞而引起病变，特别是缓慢阻塞时。左侧肾静脉和肾上腺静脉、腰静脉、睾丸（卵巢）静脉之间也有侧支循环，所以当急诊外科结扎手术时左肾内的血液可通过侧支循环回流。而肾动脉的损伤可以导致所供应的肾实质梗死，切除肾实质时应考虑其动脉分布，肾后外侧位于肾动脉前后支之间的纵行断面无血管分布，泌尿系统手术可以考虑做此纵向切口。同样地，后段动脉与前支发出的上下段动脉之间的横行切口也可以考虑。横切口向前延伸形成肾部分切除，肿瘤切除。不同个体肾段动脉走行变化较大，应通过术前血管造影或术中动脉注射亚甲蓝进行血管定位。

### 七、肾脏淋巴系统

肾淋巴回流丰富，从肾实质、肾柱到肾窦淋巴干，出肾门后汇入肾被膜和肾周淋巴干。除此之外，肾盂和上输尿管淋巴也汇入肾淋巴干。肾门通常有两三个淋巴结，紧靠肾静脉，形成肾肿瘤转移的第一站。

左肾淋巴干最先汇入腹主动脉旁淋巴结，包括腹主动脉前后侧淋巴结，位于肠系膜下动脉上方和膈肌之间。一些左肾淋巴结回流入腰淋巴结或直接入胸导管。左肾淋巴一般不回流入腹主动脉与下腔静脉之间的淋巴结，除非重病时。右肾淋巴干最先汇入下腔静脉右侧淋巴结和腹主动脉与下腔静脉之间的淋巴结，包括下腔静脉前后淋巴结，位于右髂血管与膈肌之间。同样地，右肾淋巴回流入腰淋巴结或直接入胸导管。右肾淋巴一般不汇入腹主动脉左外侧淋巴结。

乳糜池以上的淋巴管梗阻时，肾蒂周围的淋巴管可增粗、曲张，甚至破入肾盂，产生乳糜尿。

## 八、肾脏神经支配

肾接受交感神经和副交感神经双重支配，即 $T_8 \sim L_1$ 脊髓节段发出的交感神经节前纤维和迷走神经发出的副交感神经，二者形成肾的自主神经丛，并伴随血管分布，使血管舒缩。交感神经收缩血管，副交感神经舒张血管。手术切除神经后对肾功能没有太大影响。

（康绍叁）

# 第二节　输尿管的解剖

作为肾管腔系统的延续，输尿管起自肾盂输尿管移行处，终于膀胱。成年人输尿管长 $22 \sim 30 cm$。输尿管管腔结构分为 3 层，由内向外依次为黏膜、肌层和外膜。黏膜常形成许多纵行皱襞，其上皮为移行上皮，有 $4 \sim 5$ 层细胞，固有层为细密结缔组织。在输尿管下 1/3 段，肌层为内纵、中斜和外环 3 层平滑肌组成。平滑肌的蠕动，使尿液不断地流入膀胱。外膜为疏松结缔组织，其内有血管丛和淋巴系统穿行。

## 一、输尿管分段和命名

为了方便外科学或影像学描述，把输尿管人为地分为几段，输尿管自肾盂到髂血管处称腹段；从髂血管到膀胱称盆段；膀胱内称为壁内段。为了影像学描述，还可以把输尿管分为上、中、下 3 段，上段从肾盂到骶骨上缘；中段从骶骨上缘到骶骨下缘，大致为髂血管水平；下段从骶骨下缘到膀胱。

## 二、输尿管毗邻

输尿管走行于腰肌前面，到骨盆上口时跨越髂总血管分叉的前方进入盆腔，输尿管变异比较少见，下腔静脉后输尿管容易发生输尿管梗阻，有时需要手术将其移至正常位置。另有双肾盂、双输尿管，其行程及开口有变异，如双输尿管均开口于膀胱，可不引起生理功能障碍，但有的其中一条输尿管可开口于膀胱之外，特别是在女性可开口于尿道外口附近或阴道内，称此为异位输尿管口，因没有括约肌的控制，可致持续性尿漏。正中线腹膜后团块包括淋巴结病或腹主动脉瘤把输尿管往外侧推，睾丸（卵巢）血管与输尿管平行走行，入盆腔前从前面斜跨过输尿管走行于其外侧。右输尿管前面为回肠末端、盲肠、阑尾和升结肠及其系膜，左输尿管前面有降结肠、乙状结肠及其肠系膜。由于这些结构，施行结肠切除术时应注意勿损伤输尿管。回肠末端、阑尾、左右结肠和乙状结肠的恶性肿瘤和炎症有可能扩散到同侧输尿管，引起镜下血尿、瘘甚至完全梗阻。在女性骨盆内，输尿管经子宫颈外侧呈十字交叉走行于子宫动脉后面，子宫切除术时注意勿损伤输尿管。输卵管和卵巢的病变也可能侵及骨盆边缘的输尿管。

### 三、输尿管三处生理狭窄

输尿管全程有 3 处狭窄：

1. 肾盂输尿管移行处 肾盂逐渐变细与输尿管相移行，其实由于输尿管平滑肌紧张度增加，二者之间有一缢痕。正常时顺行或逆行插入适当的导尿管或内镜都能通过此狭窄。

2. 与髂血管交叉处 这一狭窄是由于髂血管的压迫和输尿管成一定角度跨过髂血管引起的，并不是真正的狭窄。

3. 壁内段 输尿管自膀胱底的外上角，向内下斜穿膀胱壁，于输尿管口开口于膀胱，此段称壁内段，为真正的狭窄。这 3 个狭窄在临床上有非常重要的意义，如尿结石时可能在狭窄处引起梗阻。此外，后两个狭窄处由于存在一定角度，内镜、导尿管的使用会受一定的限制。这些角度和输尿管走行的准确把握对外科手术来说至关重要。

### 四、输尿管血液分布和淋巴回流

输尿管腹部的血液供应来自肾动脉、腹主动脉、睾丸（或卵巢）动脉、髂总动脉和髂外动脉等。这些输尿管动脉到达输尿管的边缘 0.2 ~ 0.3cm 处，分为升支和降支进入管壁，上下相邻的分支相互吻合，在输尿管的外膜层形成动脉网，并有小分支穿过肌层，在输尿管黏膜层形成毛细血管丛。输尿管腹部的不同部位有不同的血液来源，因其血液来源不恒定，有少数输尿管动脉的吻合支细小，输尿管手术时若游离范围过大，可影响输尿管的血运，有局部发生缺血，坏死的危险。供血到输尿管腹部的动脉多来自内侧，手术时在输尿管的外侧游离，可减少血供的破坏。

输尿管静脉和淋巴回流与动脉伴行，盆腔内，输尿管远端淋巴回流入输尿管内、外淋巴结和髂总淋巴结。腹部内，左输尿管淋巴回流第一站是腹主动脉旁左侧淋巴结，右输尿管淋巴回流第一站是下腔静脉旁右侧淋巴结和下腔静脉和腹主动脉之间的淋巴结。输尿管上部和肾盂淋巴回流入同侧肾淋巴系统。

### 五、输尿管神经分布

输尿管接受 $T_{10}$ ~ $L_2$ 脊髓节段发出的交感神经节前纤维，肾自主神经丛发出的节后纤维支配。副交感神经由 $S_2$ ~ $S_4$ 脊髓节段发出。输尿管的平滑肌可自动收缩做节律性的蠕动，其上的自主神经可对其蠕动做适当调整。

（康绍叁）

# 第三节  膀胱的解剖

## 一、膀胱的位置与毗邻

膀胱的位置随年龄及盈虚状态而不同。空虚时呈锥体状，位于盆腔前部，可分尖、体、底、颈四部，但各部间无明显分界。充盈时可升至耻骨联合上缘以上，此时腹膜反折处亦随之上移，膀胱前外侧壁则直接邻贴腹前壁。临床常利用这种解剖关系，在耻骨联合上缘之上进行膀胱穿刺或做手术切口，可不伤及腹膜。儿童的膀胱位置较高，位于腹腔内，到6岁左右逐渐降至盆腔。

空虚的膀胱，前方与耻骨联合相邻，其间为耻骨后隙；膀胱下外侧面邻肛提肌、闭孔内肌及其筋膜，其间充满疏松结缔组织等，称膀胱旁组织，内有输尿管盆部，男性还有输精管壶腹穿行。膀胱后方借直肠膀胱隔与精囊、输精管壶腹及其后方的直肠相邻；女性还与子宫相邻。膀胱的后下部即膀胱颈，下接尿道。男性邻贴前列腺，女性与尿生殖膈相邻。

## 二、膀胱的结构

膀胱内面为移行上皮细胞，空虚时形成许多皱襞，充盈时皱襞消失。膀胱上皮有六层细胞和一层薄基底膜，固有层为一厚层纤维结缔组织，内有血管穿行，使膀胱膨胀。固有层以下为膀胱壁平滑肌，为内纵、中环和外纵。膀胱逼尿肌使充盈的膀胱排空。

膀胱颈附近，膀胱逼尿肌被分为前面介绍的三层，其平滑肌在形态学和病理学上不同于膀胱平滑肌，膀胱颈的结构男女不同，在男性，放射状的内纵纤维通过内口与尿道平滑肌的内纵层相续。中层形成环行前列腺括约肌，尿道内口后面的膀胱壁和前列腺前面的纤维肌性间质在膀胱颈处形成一环形结构，这一结构在尿道括约肌受损的男性可以维护其括约肌的功效。这一肌肉受肾上腺素能神经支配，当兴奋时，膀胱颈收缩。糖尿病或睾丸癌腹膜后淋巴结清除术中，损伤膀胱交感神经易引起逆行射精。外纵纤维在膀胱底是最厚的，在正中线，插入前列腺平滑肌内形成三角形支架，向侧面形成膀胱颈环。在膀胱的前侧面，纵纤维发育不是很好，前面的一些纤维在男性形成耻骨前列腺韧带，女性形成耻骨尿道韧带。这些纤维在排尿时促进平滑肌扩张。女性膀胱颈，如前面描述的，内纵纤维放射状集中于尿道内纵层，中环层不像男性那样粗壮。外部纤维斜纵地经过尿道下形成平滑肌的内纵层。在50%的女性中，咳嗽时尿流入尿道。

输尿管膀胱连接点：在接近输尿管的膀胱处，其螺旋形平滑肌纤维变成纵行，离膀胱2~3cm，纤维肌性鞘延伸到输尿管上并随其到三角区，输尿管斜着插入膀胱壁，走行1.5~2cm，停止于输尿管口，此段称为膀胱的壁内段，膀胱充盈时，壁内段压扁。输尿管结石易滞留此处。若壁内段过短或其周围的肌组织发育不良时，可出现尿反流现象。膀胱出口受阻引起的膀胱内压慢性增加易导致输尿管憩室和尿液反流。

膀胱空虚时，其内黏膜面呈现许多皱襞，唯其底部有一个三角形的平滑区，称膀胱三角，其两侧角即左、右输尿管口，两口之间有呈横向隆起的输尿管间襞，三角的前下角为尿道内口。膀胱三角是膀胱镜检时的重要标志，也是结核与结石等的好发部位。两个输尿管口纤维和尿道内口纤维相连形成三角形区域，两个输尿管口间的肌肉与输尿管口和尿道内口间的肌肉都增厚。这些增厚的肌肉分为3层：①浅层：起自输尿管的内纵肌，插入精阜。②深层：起自 Waldeyer 鞘，嵌入膀胱颈。③返压层：由膀胱壁的外纵和中环平滑肌组成，尽管其和输尿管相连，但表面停留在输尿管和膀胱之间，在输尿管移植术中，分开这些肌肉可以看到 Waldeyer 鞘和输尿管之间的腔隙和其内的疏松纤维和肌性连接。这些解剖学结构在膀胱充盈时可以防止尿液反流。

### 三、膀胱血管、淋巴及神经

膀胱上动脉起自髂内动脉前近侧部，向内下方走行，分布于膀胱上部。膀胱下动脉起自髂内动脉前干，行于闭孔动脉后方，沿盆侧壁行向内下，分布于膀胱下部、精囊、前列腺及输尿管盆部等。膀胱的静脉在膀胱下面形成膀胱静脉丛，最后汇集成与动脉同名的静脉，再汇入髂内静脉。

膀胱前部的淋巴输出管注入髂内淋巴结，膀胱后部及膀胱三角区的淋巴输出管，分别向上、向外走行，多数注入髂外淋巴结，少数注入髂内淋巴结、髂总淋巴结或骶淋巴结。

膀胱的神经为内脏神经，其中交感神经起自 $T_{11\sim12}$ 神经节和 $L_{1\sim2}$ 神经节，经盆丛的纤维随血管至膀胱壁，使膀胱平滑肌松弛，尿道内括约肌收缩而储尿。副交感神经使膀胱平滑肌收缩，尿道括约肌松弛而排尿。男性膀胱颈接受大量交感神经支配，表达肾上腺素能受体，而女性膀胱颈接受少量肾上腺素能神经支配，排尿时神经元内一氧化氮合酶释放。交感神经和副交感神经的传出纤维在胸腰段和骶骨水平进入神经元后根，所以骶前神经切除术并不能缓解膀胱痛。

（康绍叁）

# 第四节　尿道的解剖

## 一、男性尿道的解剖

男性尿道是具有排尿功能和射精功能的管状器官，起自膀胱颈的尿道内口，止于阴茎头顶端的尿道外口，全长 16～22cm，直径 0.5～0.6cm。尿道内腔平时闭合呈裂隙状，排尿和射精时扩张。尿道分为前尿道和后尿道，前尿道包括尿道壁内部、前列腺部尿道和膜部尿道；后尿道即海绵体部尿道，包括尿道球部和尿道阴茎部。

（一）男性尿道的分部、形态和结构

1. 尿道壁内部　起自尿道内口，为尿道穿过膀胱壁的部分，长约0.5cm。周围有来自膀胱壁平滑肌环绕而成的尿道内口平滑肌。

2. 前列腺部（prostatic part）　为尿道贯穿前列腺的部分，周围被前列腺包绕。上接尿道内口，自前列腺底部进入前列腺，由前列腺尖部穿出，移行至尿道膜部。前列腺部尿道长约2.5cm，与前列腺的长径一致，老年男性随着前列腺的增生，此段尿道也相应延长。前列腺部尿道的中部是全部尿道中管径最宽的部分。在前列腺部尿道的后壁上有一纵行隆起，称为尿道嵴，尿道嵴的中部突成圆丘状，称为精阜，精阜长约1.5cm，高、宽0.3～0.5cm。精阜的中央有一凹陷，称为前列腺小囊，为副中肾管远侧部退化的残留物，无生理功能，类似于女性的阴道和子宫，故又名男性阴道或男性子宫。前列腺小囊开口的两侧各有一小孔，为射精管开口。尿道嵴两侧凹陷称为前列腺窦。精阜及前列腺窦底部的黏膜上有许多小口，为前列腺排泄管开口。

3. 膜部（membranous part）　膜部很短，长约1.2cm，位于尿生殖膈上、下筋膜之间，是尿道穿过尿生殖膈的部分，被尿道括约肌环绕。尿道膜部是尿道最狭窄的部分，但其扩张性很大。尿道膜部前方有阴部静脉丛和阴茎背深静脉，两侧有尿道球腺。尿道膜部的壁很薄，并有耻骨前列腺韧带和尿道旁筋膜等与周围器官固定，因此在骨盆骨折时是最容易损伤的部分。

4. 海绵体部（cavernous part）　海绵体部尿道是尿道中最长的部分，起始于尿道膜部末端，终于尿道外口，全长15cm，贯穿整个尿道海绵体。尿道海绵体部与尿道膜部交界处的前壁是尿道薄弱的部位，尿道器械检查是常在此产生假道。尿道的黏膜下层有许多黏液腺，其排泄管开口于尿道黏膜。

（1）海绵体部尿道的起始部位于尿道球内，称尿道球部。尿道球部内径较宽，也称尿道壶腹部，有尿道球腺排泄管开口。尿道球部位于会阴部坐位时的受力部位，因此骑跨伤时常损伤被伤及。

（2）尿道海绵体部的中部内径较窄，直径约0.6cm，横断面呈裂隙状。

（3）尿道海绵体部的末端位于阴茎头内，管腔扩大形成舟状窝，舟状窝的前壁有一瓣膜状黏膜皱襞，称舟状窝瓣，常造成尿管或器械置入困难。从舟状窝向外至尿道外口，尿道逐渐缩小，形成尿道的狭窄部之一。

5. 男性尿道的生理狭窄和弯曲　男性尿道内腔直径粗细不一，有三个生理性狭窄、三个扩大部和两个生理性弯曲。

（1）生理性狭窄：三个生理性狭窄为尿道内口、尿道膜部和尿道外口。其中尿道膜部最狭窄，其次是尿道外口和尿道内口。尿道外口为矢状位裂口，长约0.6cm，其两侧隆起呈唇状。

（2）扩大部：三个扩大不为尿道前列腺部、尿道球部（尿道壶腹部）和舟状窝。

（3）生理性弯曲：阴茎非勃起状态下尿道有两个生理性弯曲。一个是耻骨下弯，位于耻骨联合的下方，由尿道内口至耻骨前列腺韧带附着处，该段弯曲包括尿道前列腺部、尿道膜部和尿道海绵体部的起始段，形成凹向前方的弯曲。此弯曲的最低点距离耻骨联合下缘2cm，首先走向前下方，后转向前上方，绕过耻骨联合下缘，至耻骨联合的前面。由于尿生殖膈筋膜和耻骨前列腺韧带的固定，无论勃起和非勃起状态，该段尿道位置都是较为固定的，弯曲不改变。第二个弯曲是耻骨前弯，由尿道海绵体部构成，位于阴茎固定部和可移动部分的移行处，为凹向后下方的弯曲。将阴茎上提时，该弯曲可变直，故又称阴茎可移动部。临床上利用耻骨前弯的这一特点，将阴茎上提，使整个尿道称为一个大弯曲，便于置入器械。

6. 尿道括约肌　如下所述。

（1）膀胱括约肌：又称尿道内括约肌，由膀胱壁的平滑肌纤维延续环绕膀胱颈和尿道前列腺部的上端而成。膀胱颈的平滑肌、括约肌受交感神经和副交感神经双重支配，交感神经兴奋时括约肌收缩，副交感神经兴奋时括约肌舒张。

（2）尿道外括约肌：又称尿道膜部括约肌，在会阴深横肌的前方，由深浅两层肌束环绕尿道膜部而成。浅层肌起自耻骨下支、骨盆横韧带及其临近的筋膜；深层肌起自坐骨支，向内包绕尿道膜部及前列腺下部周围。括约肌为随意肌，肌细胞直径较大，混有慢反应纤维和快反应纤维，通常处于收缩状态，具有括约尿道膜部和压迫尿道球腺的作用。尿道膜部括约肌的神经来自 $S_{2-4}$ 神经节并经阴部神经的分支支配。

（二）男性尿道的血管、神经和淋巴

1. 动脉　男性尿道的动脉供应来自膀胱下动脉、直肠下动脉及阴部内动脉的分支（尿道球动脉和尿道动脉），这些动脉之间存在广泛的交通支。

2. 静脉　尿道的静脉主要汇入膀胱静脉丛和阴部静脉丛，最后注入髂内静脉。

3. 神经　尿道的神经支配主要来自阴部神经，包括会阴神经、交感神经和副交感神经的分支。

4. 淋巴　尿道的淋巴回流注入髂内淋巴结或腹股沟淋巴结。

（三）男性尿道的异常

尿道的异常有以下几种情况：①尿道瓣膜：有后尿道瓣膜和前尿道瓣膜。后尿道瓣膜是男童先天性下尿路梗阻中最常见的，形成于胚胎早期，可引起泌尿系统其他的异常及功能障碍；前尿道瓣膜可伴发尿道憩室。尿道瓣膜的主要病理生理改变是尿路梗阻。②尿道重复：可分为上下位和矢状位尿道重复及左右并列尿道重复，可完全性尿道重复或不完全性尿道重复。③巨尿道：即先天性无梗阻的尿道扩张。④尿道下裂：较常见，是前尿道发育不全而致尿道口位于正常尿道口的近端至会阴部的途径上。由于胚胎时期内分泌异常或其他原因导致尿道沟闭合不全而形成。尿道沟是从近端向远端闭合，所以尿道口位于远端的前型尿道下裂更常见。⑤一穴肛：即尿道、阴道、直肠共有一个开口。

**二、女性尿道的解剖**

（一）女性尿道的形态、结构、位置和毗邻

成年女性尿道长 3.5～5cm，直径较男性尿道宽，约为 0.6cm，尿道外口最细，在排尿时尿道内口扩张，尿道呈圆锥形。尿道起自耻骨联合下缘水平的尿道内口，几乎呈直线走行，朝向前下方，穿过尿生殖膈终于位于阴道前庭的尿道外口。女性尿道可分为上、中、下三段，彼此相互延续。在尿生殖膈以上的部分，尿道的前方与耻骨联合相毗邻，期间有阴部静脉丛；尿道的后方借疏松结缔组织与阴道壁紧密接触。尿道与阴道之间的结缔组织称为尿道阴道隔。尿生殖膈以下的部分的前方与两侧阴蒂脚的汇合处相邻。尿道的横断面呈横裂状，扩张时呈圆形。尿道内层为黏膜，尿道外口为复层扁平上皮，其余部分为复层柱状上皮。尿道黏膜及黏膜下层形成多数皱襞及陷窝，后壁上部正中线上有一明显的纵襞，称为尿道嵴，其上方与膀胱垂相连。尿道黏膜下有许多小的尿道腺，相当于男性的前列腺，开口于黏膜表面。尿道远端的黏膜下有一些小的腺体，称为尿道旁腺，开口于尿道外口后方的两侧。尿道肌层主要由平滑肌构成。膀胱颈及尿道内口周围为膀胱平滑肌下延并环绕形成的膀胱括约肌，也称尿道内括约肌，对控制排尿起主要作用；尿道中段有尿道阴道括约肌环绕，对尿道和阴道有括约作用；尿道外口为矢状裂口，周围隆起呈乳头状，位于阴道前庭阴道口的前方和阴蒂的后方。

（二）女性尿道的血管、神经和淋巴

女性尿道的动脉供应主要来自膀胱下动脉、子宫动脉和阴部内动脉（阴道前庭球动脉和尿道动脉）的分支。这些分支彼此有广泛的交通。尿道的静脉汇入膀胱静脉丛和阴部静脉丛，最后注入髂内静脉。女性尿道的神经来自会阴神经、交感神经和副交感神经。女性尿道的淋巴管十分丰富，下段尿道淋巴管注入腹股沟浅淋巴结，进而至腹股沟深淋巴结及髂外淋巴结，中上段淋巴经尿道旁淋巴管进入盆腔，注入髂外淋巴结、闭孔淋巴结和盆腔淋巴结。所以女性尿道癌在腹股沟淋巴结尚未转移时，盆腔淋巴结可能已有转移。

（康绍叁）

# 第五节　前列腺的解剖

## 一、前列腺的形态与毗邻

前列腺是男性泌尿生殖系统最大的附属腺体，为单个不成对的实质性器官，由腺组织和平滑肌组织构成，前列腺中间有尿道通过。

### （一）形态

前列腺呈稍扁的栗子形，上端为宽大的前列腺底，与膀胱颈相接；下端较尖，为前列腺尖部，位于尿生殖膈的位置；底部与尖部之间的部分为前列腺体。前列腺体的前部隆凸，后部平坦，后部中间有一纵行的浅沟，称为前列腺沟或中央沟，直肠指诊时可触及此沟，在前列腺增生的患者，此沟可消失。

男性尿道从前列腺底部靠近前缘的位置穿入，经腺体实质前部下行至前列腺尖穿出，此段为尿道的前列腺部。在尿道前列腺部后壁的中线上有一纵行隆起称为尿道嵴，尿道嵴的中部凸起称为精阜，精阜中央的凹陷称前列腺小囊。在前列腺底部的后缘附近，有一对射精管穿入前列腺，斜行向前下方。射精管的开口位于精阜中央的前列腺小囊两侧。

前列腺从形态上分为五叶，分别为前、中、后及两侧叶。前叶为位于尿道之前的部分，体积较小；中叶呈楔形，位于尿道与射精管之间；后叶位于射精管的后方；两侧叶位于尿道的外侧，左右各一，为前列腺各叶中体积最大者。前列腺组织增生，多发生在中叶及两侧叶，其向内压迫尿道，可产生排尿困难甚至尿潴留等排尿症状；前列腺癌相对多发于后叶。

前列腺从胚胎起源上可分为移行带、中央带与外周带。移行带包绕尿道近端到射精管，中央带包绕射精管并延伸至膀胱基底部，外周带构成前列腺尖部、后面及侧面。前列腺癌及前列腺炎大多发生于外周带，而前列腺增生主要由移行区增生引起。

### （二）毗邻

前列腺位于膀胱与尿生殖膈之间，前列腺底部与膀胱颈部、精囊和输精管壶腹相邻，前列腺尖部向前下方与尿生殖膈上筋膜相延续。前列腺前方为耻骨联合，二者之间有前列腺静脉丛浅表支及疏松结缔组织；前列腺两侧为肛提肌，其周围有前列腺静脉丛包绕；前列腺后方为直肠，直肠指诊可触及前列腺的后面。前列腺与直肠之间有直肠膀胱筋膜（Denonvilliers fascia）相隔，Denonvilliers 筋膜分为两层，前层是尿生殖膈深层筋膜的延续，筋膜的后层位于直肠前，二层之间为一潜在的无血管区。

前列腺的表面由平滑肌及结缔组织构成的被膜包裹，称为前列腺囊。在前列腺囊的外面还包绕着由盆筋膜脏层组成的一层筋膜，称前列腺筋膜。前列腺静脉丛位于前列腺囊与前列腺筋膜之间。前列腺筋膜向前由耻骨前列腺韧带与耻骨联合相连，两侧与膀胱韧带相延续，下方与尿生殖膈上的筋膜相交汇，筋膜的后壁即为直肠膀胱筋膜。

## 二、前列腺的组织学结构

正常前列腺主要由腺体和间质两部分组成。腺体通常包含 30～50 个管泡状腺叶，每个腺叶又是由众多的腺泡和小导管构成，周围区的小导管逐渐汇合成 15～30 条中央区大导管，开口于精阜两侧的前列腺窦内。在腺叶内的腺泡和腺泡之间以及腺叶和腺叶之间为丰富的间质组织，主要是纤维平滑肌组织。在镜下，腺泡和导管内的组织结构相似，腺泡周围有基底膜围绕，上皮呈双层结构，外层为基底细胞，内层为分泌细胞。分泌细胞层分泌前列腺液，向腺腔内突起，形成乳头状皱襞，使腺腔呈梅花状，其形态和功能状态与雄激素水平有关，通常为低柱状或立方状，在腺泡扩张时也可呈扁平状；前列腺基底细胞为多向分化潜能细胞，但正常情况下其无肌上皮细胞分化特征，另外，上皮内还包含少量的神经内分泌细胞。分泌细胞、基底细胞和神经内分泌细胞有不同的免疫组化特点，可供鉴别。分泌细胞胞质可表达前列腺特异性抗原（PSA）、前列腺酸性磷酸酶（PAP）、广谱细胞角蛋白（CK）、低相对分子质量细胞角蛋白（低 CK），胞膜可表达上皮膜抗原（EMA）、前列腺特异性膜抗原（PSMA）；基底细胞胞质表达高相对分子质量细胞角蛋白（34βE12），其核则表达 P63；神经内分泌细胞胞质可表达突触素（Syn）、嗜铬素 A（CHG）和 S－100 等。导管上皮在向开口移行的过程中逐渐由单层柱状上皮演变成复层上皮，邻近开口处演变为尿路上皮，即移行上皮。前列腺腺泡腔内常可见到嗜酸性同心圆结构的淀粉样小体，主要是由前列腺分泌物凝集而成的，偶尔还会有钙盐沉积，形成嗜碱性前列腺石，淀粉样小体和前列腺石的数量通常会随着年龄增长而增加。

正常前列腺各带间的组织学形态差异并不明显，但仍存在一些细微差异。中央带腺泡和导管的体积比周围带、移行带要大，此外，中央带的腺泡呈分支状，外形不规则，腺上皮胞质内含较多嗜酸性颗粒，核较大，位于距基底膜的不同水平上。而周围带、移行带的腺泡较小、较规则，呈圆形，腺上皮胞质透亮，核较小，均匀排在靠近基底膜的细胞底部。

前列腺外周有一层包膜包绕，但该层包膜并不完整，在左右射精管、双侧神经血管丛进入前列腺处和前列腺尖部伸入尿生殖膈处部分缺损，是前列腺癌细胞最常见的浸润途径。

综上所述，正常前列腺的组织有四大结构特点：①分叶结构：腺泡和腺叶由纤维平滑肌分隔形成小叶；②大腺泡结构：腺泡体积大，上皮向腔内乳头突起，腺腔呈梅花状；③腺泡上皮由分泌细胞和基底细胞构成；④腔内淀粉样小体和前列腺石。

## 三、前列腺的血管、淋巴管及神经

### （一）血管

1. 动脉　前列腺由膀胱下动脉、直肠下动脉以及阴部内动脉提供血液供应。其中，膀胱下动脉是前列腺最主要的血液供应来源。膀胱下动脉在进入前列腺前又分为两组，即前列腺尿道组和前列腺包膜组。尿道组血管于膀胱颈部后外侧与前列腺底部相接处进入前列腺，主要供应膀胱颈部和尿道周围的大部分前列腺腺体。包膜组血管位于盆侧筋膜深面沿盆壁下行，经前列腺的背外侧下行，发出分支供应前列腺外周部分腺体。

2. 静脉　前列腺静脉的主要构成为前列腺静脉丛。阴茎背深静脉在穿过尿生殖膈后分为三个主要分支：浅表支及左、右静脉丛。浅表支走行于耻骨与前列腺之间的耻骨后间隙中，其汇入来自前列腺及膀胱颈中部的血液。左、右静脉丛分别走行于两侧前列腺的背外侧，与阴部静脉、闭孔静脉和膀胱静脉丛有广泛的交通，因此任何静脉分支的破裂都有可能造成盆腔大出血（图1-1）。

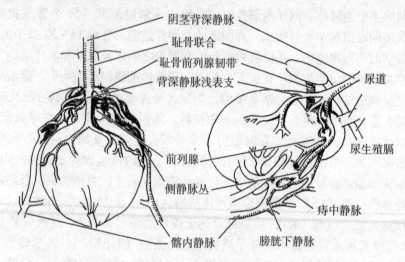

图1-1　前列腺静脉

### （二）淋巴

前列腺的淋巴管于前列腺周围形成前列腺淋巴丛，其淋巴引流分若干组。一组是通过膀胱前及膀胱旁淋巴结引流至髂内淋巴结。另一组汇入骶淋巴结，最终注入髂总淋巴结。还有一组为淋巴管沿髂血管走行并加入髂外淋巴结，这组淋巴结又包括3个淋巴链：外侧链位于髂外动脉的外侧；中链位于髂外静脉的前方；内侧链位于髂外静脉的下方。内侧链中有一附属淋巴结，位于闭孔神经周围，即所谓的闭孔淋巴结，一般认为此组淋巴结是前列腺癌淋巴结转移的第一站（图1-2）。

### （三）神经

前列腺的神经主要来自盆腔神经丛，神经的分支在前列腺周围组成前列腺神经丛，含有交感与副交感成分。这些来源于盆腔神经丛的支配盆腔内器官和外生殖器的自主神经与前列腺包膜组的动静脉伴行，这些神经支配前列腺、尿道、阴茎海绵体等，不仅与阴茎勃起功能有关，还参与尿控。这些血管、神经共同组成了神经血管束。多数神经纤维于前列腺底部附近离开神经血管束，向内呈展开进入前列腺筋膜，其中一部分神经纤维继续向内越过前列腺底部进入前列腺中央区，其余神经纤维则前行进入前列腺囊，另外有少部分神经纤维下行至尖部。

### 四、前列腺邻近结构的解剖学和组织学

前列腺位于真骨盆内，位置相对固定，手术时由于空间的限制，对于前列腺周围邻近结构的解剖学和组织学的了解，可有效避免并发症的出现。

前列腺底上接膀胱颈，两者界限并不明显，手术时需要仔细辨认，两者交界处的后上方有精囊和输精管壶腹，是前列腺根治术时需要一并切除的组织。前列腺尖部与膜部尿道及覆

盖其表面的尿道外括约肌相延续，分离前列腺尖部时极易损伤尿道外括约肌，是术后发生尿失禁的主要原因。前列腺前方与耻骨联合相邻，位于耻骨弓后方，两者之间为丰富的结缔组织，其间有前列腺静脉和阴茎背深静脉丛通过，是前列腺手术时容易出血的部位。前列腺的后表面借膀胱直肠陷窝与直肠相邻，前列腺体两侧有肛提肌的耻骨尾骨肌绕过。

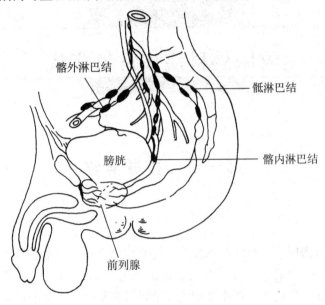

图1-2 前列腺淋巴回流

## 五、内镜下前列腺解剖特点

内镜下可见尿道前列腺部，为尿道中管腔最宽的部分，长约2.5～3cm，被覆移行上皮。尿道前列腺部的口径以中部最大，下端最窄并与膜部相接。尿道前列腺部的后壁一狭窄的纵行隆起称为尿道嵴，尿道嵴的中部有一纺锤形隆起称为精阜，精阜长约1.5cm，宽及高约为0.3～0.5cm。正常情况下，从精阜到膀胱颈的距离为2～3cm。精阜表面光滑，老年人可有不平表现。精阜中央有一凹陷，为一盲囊，称为前列腺小囊。前列腺小囊为副中肾管末端的残留物，无生理功能，其胚胎发育来源类似女性的阴道和子宫，故也称"男性阴道"。前列腺小囊开口的两侧有射精管的开口。精阜及其附近的尿道黏膜上有散在的小孔，为前列腺排泄管的开口。在前列腺增生时，前列腺尿道可被延长或挤压变形。

尿道前列腺部的血管分布较前尿道密集，在进行内镜操作时出血的可能性也增加，如果在进行插管等时方向不正确或过于用力，可造成尿道前列腺部的出血甚至膀胱挛缩，导致视野不清楚，影响检查的效果。

（康绍叁）

# 第二章

# 泌尿外科疾病常见症状

## 第一节　排尿异常

### 一、尿频

排尿次数增多称为尿频，是泌尿系统最常见的症状之一。正常成年人日间排尿次数 4～5 次，夜间排尿次数 0～1 次，不超过 2 次。每次尿量 200～300ml，不同年龄的儿童差异较大。尿频常由于尿液产生过多、功能性膀胱容量降低和膀胱不能完全排空等多种因素引起。

### 二、尿急

指突然出现的强烈的、不可抑制的排尿愿望。可继发于焦虑、炎症、膀胱异物、神经源性膀胱功能障碍、前列腺增生，以及膀胱出口梗阻等。

### 三、尿痛

一般指排尿时出现的烧灼样疼痛，与膀胱、尿道、前列腺急性感染有关。在男性位于尿道远端，女性局限于尿道。该疼痛仅在排尿过程中出现，排尿结束后很快消失。疼痛发生在排尿开始时，表明尿道病变；疼痛出现在排尿结束时常提示病变存在于膀胱。尿痛通常作为泌尿系感染的首发症状，与尿频、尿急同时存在。

### 四、排尿困难

指患者排尿不畅。临床表现轻重不等，轻者排尿延迟、尿线无力、射程短；重者尿线变细或滴沥不成线，每次排尿均需用力，或用手按压小腹而只能排出少量尿液，形成间歇性排尿现象，患者常有排不尽感。主要原因有：①膀胱颈以下机械性梗阻，常见病因有前列腺增生症、尿道或尿道口狭窄、晚期膀胱癌、子宫肌瘤或子宫脱垂压迫膀胱颈。②中枢或周围神经损害造成支配膀胱的神经功能失调，使膀胱逼尿肌张力减弱或尿道括约肌痉挛，常见病因有颅脑或脊髓损害、糖尿病、直肠癌、宫颈癌根治术损伤骨盆神经或阴部神经、脊椎裂、脊髓膨出等。检查会阴部可发现患者感觉减退、肛门括约肌松弛、插尿管无困难等，注意与机械性梗阻相鉴别。

## 五、尿潴留

膀胱内充满尿液而不能排出。常见于前列腺增生症，尿道损伤和狭窄，神经源性膀胱，急性前列腺炎和脓肿，脊髓和颅脑损伤，糖尿病，痔、肛瘘以及直肠或妇科肿瘤根治手术后。分为急性和慢性尿潴留。急性尿潴留发病突然，膀胱胀满，患者异常痛苦，在耻骨上可触及胀满的膀胱，用手按压患者有明显的尿意；慢性尿潴留是长期排尿困难缓慢发展的结果，患者多无痛苦感觉，常表现为充溢性尿失禁，长期慢性尿潴留可以引起双肾积水，导致肾功能受损。

## 六、漏尿

指尿液不经尿道外口，而是绕过尿道括约肌由瘘口流出。常见原因有外伤、产伤、手术、感染、局部放疗、肿瘤等，发生的部位常见于膀胱阴道瘘、尿道阴道瘘、尿道直肠瘘以及少见的输尿管阴道瘘和先天性异位输尿管开口。

## 七、遗尿

指患者睡眠时发生的尿失禁，属不自主行为，每夜 1～2 次，也可几日发生 1 次。3 岁以前的儿童遗尿多属生理性的。15% 的儿童遗尿可持续至 5 岁，到 15 岁仅为 1%。遗尿的常见原因有大脑皮质发育迟缓、睡眠过深、遗传、泌尿系统病变等。

（康绍叁）

# 第二节 尿量异常

## 一、少尿和无尿

24 小时尿量低于 400ml 为少尿，100ml 以下为无尿。发生的原因一般分为肾前性、肾性、肾后性。肾前性主要由于严重脱水、大出血、休克等；肾性主要指肾脏本身疾病；肾后性多由于双侧输尿管梗阻，或一侧肾无功能，另一侧输尿管梗阻。

## 二、多尿

24 小时尿量超过正常尿量，少则 2 000ml 以上，多达 5 000～6 000ml，甚至超过 10 000ml。最常见于糖尿病、尿崩症、急性肾衰竭多尿期等。

（康绍叁）

# 第三节 尿液异常

## 一、血尿（含肉眼血尿和镜下血尿）

尿液中混有红细胞称为血尿。如肉眼能辨认出血尿，则相当于 1 000ml 尿内至少含 0.5～1ml 血，称为肉眼血尿。出血量少时，尿无血色，仅在显微镜检查时发现异常数量的红细胞，一般每高倍视野下超过3个有一定的意义，称为镜下血尿。

## 二、血红蛋白尿

正常情况下尿内无可测知的游离血红蛋白，当大量的红细胞在血管内溶解破坏时，血浆游离血红蛋白明显增多，超过结合珠蛋白结合能力及近端肾曲管的重吸收能力，使尿中出现大量游离血红蛋白的现象称为血红蛋白尿。其反映了血管内有超出正常的溶血。血红蛋白尿的外观颜色根据含血红蛋白量的多寡而不同，可呈均匀的浓茶色、葡萄酒色、棕色及酱油色。主要病因为各种血液病、药物或毒蛇咬伤、重度烧伤和严重感染等引起急慢性血管内溶血。慢性溶血伴有血红蛋白尿期间或前后，临床表现常有低热、腰痛、腹痛、周身不适等。在急性血管内溶血发作时可表现寒战、高热、明显腰痛、肢体酸痛、胸闷、呼吸急促、乏力、头痛、恶心、呕吐、腹痛、腹泻等症状，随后第1次尿液为葡萄酒色、棕褐色甚至酱油色，发作之后巩膜可见黄染。若在全身麻醉状态下发生急性溶血，表现为手术创面严重渗血、血压下降，最后见血红蛋白尿。诊断和鉴别诊断时，取新鲜尿标本离心沉淀，显微镜下检查未见红细胞或只有少数红细胞，而尿液的联苯胺或愈创木酯试验阳性或强阳性，并排除肌红蛋白尿即可诊断为血红蛋白尿。

## 三、脓尿

脓尿指尿内存在脓细胞。一般分为非特异性感染和特异性感染两种。非特异性感染以大肠埃希菌最为常见，其次为变形杆菌、葡萄球菌、产气杆菌、肠球菌、铜绿假单胞菌等。特异性感染主要指结核分枝杆菌和淋病奈瑟菌。常见疾病有肾盂肾炎、肾脓肿、膀胱炎、前列腺炎或脓肿、尿道炎以及毗邻器官的炎症等。泌尿系肿瘤、结石、损伤、神经源性膀胱、尿道狭窄、异物、憩室以及各种原因形成的梗阻是常见的诱因。

## 四、细菌尿

正常尿液是无菌的，如尿中有细菌出现，当菌落数 $>10^5/ml$ 时，即意味泌尿系存在感染，称为细菌尿。非特异性感染的致病菌 70%～80% 为革兰阴性杆菌，包括大肠埃希菌、变形杆菌、副大肠埃希菌、产气杆菌与铜绿假单胞菌；其余 20% 致病菌为革兰阳性球菌，包括葡萄球菌、链球菌等。

## 五、乳糜尿

乳糜液或淋巴液出现在尿液，尿液呈现乳白色，称为乳糜尿。多由于乳糜液不能循正常通路进入血循环而发生反流，淋巴液淤滞，淋巴管内压力增高，进而导致淋巴管曲张、破裂，如破裂的部位与泌尿系统相通，乳糜液进入尿内即形成乳糜尿。最常见的病因为丝虫病、腹膜后肿瘤、创伤、结核，以及先天性淋巴管瓣膜功能异常也可以引起乳糜尿。

## 六、结晶尿

正常尿液中含有许多有机盐和无机盐物质，在饱和状态下，这些物质可因温度、尿酸碱度、代谢紊乱或缺少某些抑制这些物质沉析的因素而发生沉淀和析出，形成结晶即称为结晶尿。尿内结晶常见有草酸盐、磷酸盐、尿酸、尿酸盐等。

## 七、气尿

有气体随尿液排出体外称为气尿。通常是由于在肠道和膀胱之间有瘘管相通。少见情况为膀胱内存在产气细菌感染，尿液又有高浓度的糖，因发酵而产生二氧化碳，在排尿时产生气体。常见病因有外伤、手术、结核、乙状结肠癌、Crohn 病和放射性肠炎等。

（康绍叁）

# 第四节　尿失禁

## 一、真性尿失禁

指因膀胱括约肌受到损伤，或神经功能障碍，膀胱括约肌丧失了控制尿液的能力，无论患者处在何种体位和在何时何地，尿液均不自主持续从尿道流出。常见病因有手术、外伤导致的膀胱括约肌损伤、神经源性膀胱和阴茎耻骨型尿道上裂等。

## 二、压力性尿失禁

平时尚能控制尿液，而在咳嗽、喷嚏、大笑、奔跑等腹压增加时出现尿液不自主地从尿道溢出，称为压力性尿失禁。常见于中年以上妇女（有过多次怀孕和自然分娩史）。常见原因有盆底组织的薄弱、膀胱底部下垂、膀胱尿道括约肌松弛、尿道不能伸到足够长度、膀胱尿道后角消失，以及尿道倾斜角增大等。

## 三、急迫性尿失禁

指在有急迫的排尿感觉后，尿液快速溢出，是膀胱过度活动症的严重表现。由部分上运动神经元病变或急性膀胱炎等强烈的局部刺激引起，导致急迫性尿失禁的常见病因有膀胱炎、神经源性膀胱、严重的膀胱出口梗阻导致的膀胱顺应性降低、逼尿肌老化、心脑血管疾病、早期糖尿病等。精神紧张、焦虑也可引起急迫性尿失禁。

## 四、充盈性尿失禁

充盈性尿失禁是由于下尿路有较严重的机械性或功能性梗阻引起尿潴留，当膀胱内压上升到一定程度并超过尿道阻力时，尿液不断地自尿道中滴出，也称为假性尿失禁。常见病因有前列腺增生症、尿道狭窄、神经源性膀胱功能障碍等。

（康绍叁）

# 第五节　疼痛

## 一、肾区疼痛

常由于肾脏的炎症或梗阻等导致肾被膜受牵拉而引起。典型的肾脏疼痛位于肋脊角（在骶脊肌旁第12肋下），可绕过腰部向前放射至腹上区和脐周，也可放射至会阴、睾丸。

炎症引起的疼痛呈现一侧或两侧为腰部酸胀不适持续性钝痛，常见于肾内或肾周感染，也可见于肾挫伤、肾积水、肾结石等。梗阻所致疼痛的特点为阵发性绞痛，常伴有消化道症状。

## 二、输尿管区疼痛

输尿管疼痛多为急性，常由输尿管急性梗阻引起。典型的疼痛既包括肾包膜膨胀所致的背部疼痛，还包括从肋脊角沿输尿管走行放射至下腹部的剧烈绞痛。在男性可放射至膀胱、同侧阴囊和睾丸；在女性则放射至外阴。如梗阻位于上段输尿管，疼痛可放射至同侧睾丸；梗阻位于右输尿管中部，疼痛放射至麦氏点，易与阑尾炎相混淆，梗阻位于左输尿管中部，可能与憩室炎或降结肠、乙状结肠疾病相混淆；如梗阻位于靠近膀胱输尿管开口处则会表现出膀胱刺激症状。

## 三、膀胱区疼痛

膀胱区疼痛常因急性尿潴留所致，也可由非特异性炎症、结核、结石、异物及肿瘤等导致。急性尿潴留者由于膀胱过度膨胀而导致耻骨上区剧烈疼痛。膀胱炎所引起的疼痛常表现为耻骨上间断性不适，在憋尿时有膀胱疼痛感觉，排尿后感觉明显轻松。膀胱颈内结石可出现向阴茎头及会阴放射性剧痛。膀胱肿瘤患者出现膀胱区疼痛常表示肿瘤已浸润盆腔周围组织。

## 四、尿道疼痛

尿道疼痛常因尿道口或尿道内梗阻所引起，如包茎、后尿道瓣膜、尿道狭窄或尿道内结石和肿瘤等，或因邻近器官的炎症蔓延到尿道，如精囊炎、阴道炎和宫颈炎等；有时可因机械或化学性刺激引起尿道炎，如器械检查和留置导尿管等。

## 五、阴囊部疼痛

阴囊部疼痛由阴囊壁组织或阴囊内容物病变引起，根据病因和程度的不同可分为原发性、继发性和急性、慢性等。原发性急性疼痛常见于急性附睾炎、急性睾丸炎、睾丸、附睾扭转及阴囊急性炎症等情况。原发性慢性疼痛常见于鞘膜积液、精索静脉曲张、慢性附睾炎等。继发疼痛常见于肾脏、腹膜后或腹股沟病变引起的放射痛。

（康绍叁）

# 第六节　肿块

## 一、肾区肿块

正常肾脏位置较高，位于横膈以及低位肋骨之下，受其保护不易损伤。因为肝脏的存在，右肾位置低于左肾。在男性，肾脏一般很难触及，一方面是由于腹壁肌张力的存在，另一方面是因为男性肾脏的位置更加固定，仅能够随姿势改变和呼吸运动发生轻微的移动。偶尔能够触及右肾下极，尤其对于体型偏瘦的患者。左肾一般不会被触及，除非左肾增大或位置异常。故凡在腹部两侧发现的肿块都应与正常肾脏和肾脏病变相鉴别。肾区发现的肿物可能为对侧肾萎缩或缺失后该侧肾脏的代偿性肥大，或肾积水、肿瘤、囊肿或多囊肾，也可能为腹膜后肿物，脾脏、病变的肠管、胆囊疾病或胰腺囊肿。触到肾脏的肿块，应注意肿块的大小、实性或囊性、坚硬度、活动度、有无结节等。肾肿瘤性质多为坚硬，表面光滑或呈分叶状，早期肿瘤活动，晚期肿瘤浸润周围组织而固定。肾积水和肾囊肿表面光滑，有囊性感。多囊肾往往为双侧性，有时可在腹部两侧触及表面有囊性结节的增大的肾脏。肾脏损伤引起的肾周围血肿及尿外渗，在腹部或腰部可触及肿块和疼痛。此外，临床上较少见的肾下垂和游走肾，特点是肿块移动度较大，前者在站立位时较易触到，后者往往在髂窝触到活动的肿块。

## 二、膀胱区肿块

耻区膀胱区肿块最常见的两种情况为膀胱尿潴留或膀胱肿瘤、盆腔恶性肿瘤及隐睾恶变。正常膀胱一般不会被触及，除非适度充盈状态下。当膀胱过度充盈时触诊下腹正中部可触及圆形、具有压痛的弹性肿物，不能被推移，呈横置的椭圆形或球形，下界隐于耻骨后而触不清楚，按压时有尿意，排空后肿物缩小或消失，这几点可与常见耻骨上包块如卵巢囊肿或妊娠子宫等相鉴别。耻区肿块除经腹部检查外，还应经直肠或阴道行双合诊检查，以确定肿块大小、位置及移动情况。

## 三、腹股沟部肿块

腹股沟肿物以疝最常见，有时可触摸到下降不全的异位睾丸。精索、输精管的良性和恶性肿瘤均罕见。

## 四、阴茎肿块

阴茎头肿块是阴茎癌的主要特征。早期肿瘤被包茎所包裹，当肿瘤破溃穿破包皮时才被发现，晚期肿瘤呈菜花样、恶臭，易出血；腹股沟淋巴结转移时，淋巴结变硬，与周围组织粘连。小儿常发现包皮内有扁圆形小硬节，多为包皮垢，翻开包皮或将包皮切开，即可发现乳酪样硬节，与皮肤无粘连。阴茎海绵体肿块多为阴茎硬结症，肿块形状不规则呈片状、坚硬、无触痛，勃起时可引起疼痛及阴茎弯曲。尿道肿块应除外尿道狭窄、结石或肿瘤等。

## 五、阴囊肿块

阴囊内肿块以斜疝最为多见，其特征为可还纳肿物。其次为睾丸鞘膜积液、精索鞘膜积液、精液囊肿、精索静脉曲张，除精索静脉曲张外，透光试验均为阳性。睾丸肿瘤坚实而沉重。附睾、精索肿瘤极为罕见。

（康绍叁）

# 第七节 性功能障碍

## 一、性欲低下或缺失

表现为患者主动性行为要求减少或缺乏。主要原因有精神因素（性知识缺乏、性卫生忧虑、害怕妊娠、非性交行为习惯使性驱动力扭曲、生活工作压力过大、夫妻关系紧张等）；全身性疾病（肝硬化、慢性肾功能不全、心脑血管病变及严重营养代谢性疾病等）；内分泌疾病（性腺功能低下症、甲状腺功能低下或亢进、肾上腺皮质功能不全及垂体病变等）；药物（抗高血压药、抗肿瘤药与抗精神病药以及大麻、海洛因等长期大量吸毒者）。此外，外阴畸形病变致性交困难或不能性交，久之可因心理障碍和恐惧而导致性欲低下或缺失。

性欲低下或缺失由于正常值范围的不确定性，同时不同社会、不同信仰、不同个体间又存在很大差异，即便同一个体有时也会呈现相当大的差异，所以对性欲低下或缺失的诊断必须依赖详细的病史、全面的查体，并在此基础上进行相关的实验室检查才能作出较为准确的诊断。

## 二、阳痿

长期以来人们把男性在性欲冲动和性刺激下阴茎不能勃起，或阴茎勃起但不能保持足够的硬度并置入阴道或虽置入阴道但旋即疲软致性交不能称为阳痿。国际阳痿学会将其定义为：性交时不能有效勃起致性交不满足。近年来，则普遍使用勃起功能障碍来表达。

阳痿常见原因包括心理性和器质性。心理性因素导致的阳痿，一般都有诱发因素，包括婚姻压力、性伴侣的变换和丧失等，如果患者在受到某种刺激后，无论何种方法，只要出现阴茎勃起，就可以认为他的阳痿属于心理性而非器质性的。常见的器质性因素包括神经源性、内分泌源性、血管源性、医源性以及衰老、全身性疾病和吸烟、饮酒等原因。

## 三、不射精症与逆行射精

不射精症与逆行射精是指有足够的阴茎硬度可置入阴道性交，但无精液射出或仅有少量精液外溢，导致性不满足（尤其是女方）和不育。但两者又有质的不同，前者在性生活中无性高潮，后者则有。常见的原因有雄激素缺乏、交感神经丧失、某些药物及膀胱颈和前列腺的手术所致。另外，不射精症还有相当部分系心理性或功能性因素所致，如一些患者在性交时候不射精，但平时有遗精存在，另一部分患者因性知识缺乏或性交方法不当，甚至在不同的场合、环境和配偶之间会有不同的反应。后者主要为先天性或获得性的膀胱内括约肌器质性病损，如先天性膀胱颈增宽、膀胱颈 Y－V 成形术、后腹膜淋巴清扫和前列腺盆腔手术等所致。两者通过房事后尿液检查可予鉴别，前者由于根本无射精仅为一般的尿液反应，而后者则可在尿液中查见精子和果糖。

## 四、无性高潮

通常属于心理性因素，或由于服用治疗精神疾患药物所致。有时由于阴部神经功能损伤，出现阴茎感觉减弱，也可导致性高潮缺失。最常见的疾病是糖尿病所致的外周神经病变。

## 五、早泄

早泄即指过早射精，至今仍缺乏一个明确而完整的定义，一般临床定义的早泄包括两个方面：①射精过早：包括置入阴道前和置入阴道后即刻射精；②性生活显得十分尴尬或狼狈，男女双方均不满意。早泄的病因以精神心理因素为主，包括紧张、焦虑、自卑或性冲动过激失去自控等。器质性病因可能与一些神经性、炎症性病变相关，如脊髓肿瘤、多发性硬化和前列腺炎等有关。

## 六、血精

含有红细胞的精液称为血精。多见于25～40岁的青壮年男性，患者常于手淫或性交后发现。最常见的原因有：①精囊及前列腺疾病，如精囊炎、前列腺炎、前列腺及精囊的结核、血吸虫、结石、损伤、前列腺增生等；②肿瘤，如精囊及前列腺的癌肿，精阜乳头状瘤；③血液病，如紫癜、维生素C缺乏病、白血病等；④其他，如精囊静脉曲张、会阴部长期反复压迫、肝硬化伴门静脉压增高致痔静脉丛通过侧支前列腺丛压力也增高、精阜旁后尿道上皮下静脉扩张破裂等。

（康绍叁）

# 第三章

## 泌尿外科有创性检查与治疗

### 第一节  肾脏穿刺造瘘术

#### 一、适应证

(1) 上尿路梗阻引起肾积水、肾盂积脓，尿外渗或尿瘘。

(2) 经皮肾镜检查或其他操作，如药物灌注或化疗、尿流改道等。

(3) 积水肾引流后功能的估价，决定手术保留肾或切除肾脏。

#### 二、操作要点

(1) 若仅为单纯造瘘引流，可选择腋后线上经后下肾盏的穿刺通道。而作为经皮肾镜技术的准备工作，穿刺径路设计应根据所实施的类型而定。

(2) 在超声、X 线荧光透视或 CT 引导下刺入肾集合系统。穿刺成功则有尿液自鞘内流出，如无尿液流出，则将注射器与穿刺针相连，边回抽边前后小距离移动穿刺针，直到抽出尿液。

(3) 置入导丝，尽量将导丝插入输尿管，以免导丝滑脱。扩张通道后沿导管插入肾盂。

#### 三、注意事项

(1) 确认即使在最大吸气状态下，胸膜亦不在拟定的穿刺路径上。

(2) 确认肾脏与肠管的关系。

(3) 穿刺时嘱患者吸气后屏气。

#### 四、术后处理

(1) 术后观察有无血尿。

(2) 预防性使用抗生素。

(3) 保持引流管通畅，必要时应冲洗引流管。

（康绍叁）

# 第二节 前列腺穿刺活检术

前列腺穿刺活检组织检查是经会阴或直肠穿刺，取得前列腺组织做病理学检查，用以确定前列腺病变的性质、种类及程度。

## 一、适应证

（1）直肠指诊发现前列腺结节，性质不明。
（2）血清前列腺特异性抗原（PSA）明显增高。
（3）超声和其他影像学检查提示前列腺占位病变。
（4）用于邻近器官肿瘤侵犯前列腺的鉴别诊断。
（5）前列腺癌治疗后，需要评价疗效者。
（6）用于转移性肿瘤的鉴别诊断。

## 二、操作要点

1. 经直肠途径活检的患者　穿刺前 1 天应常规进行肠道准备。术前 1 天或 2 天开始口服抗生素，连服 3 天。经会阴活检术前可不需作这些准备。

2. 经直肠穿刺的患者　取截石位或侧卧位，常取侧卧位，在直肠超声探头的引导下行多点穿刺，即病灶、左右底部、左右尖部及中叶。经直肠穿刺一般不需要局部麻醉。

3. 经会阴穿刺的患者　常取截石位，在局部消毒及局部浸润麻醉后，在会阴中心至肛门中点处，右手持穿刺枪刺入，在左手示指插入直肠感觉诱导下，穿刺枪刺入前列腺 3 ~ 4cm，抠动穿刺枪后拔出，推出针芯可见条状的前列腺组织。前列腺穿刺活检的目标定位主要有 6 点，6 点 +2 点，11 点，13 点等。选择 11 点或 13 点，第 1 次活检阴性、PSA 持续增高需要重复活检时。目前常采用多点穿刺，这样可提高前列腺癌检出率。

4. 其他　穿刺后用示指压迫 2 ~ 5 分钟以促进止血。

## 三、注意事项

（1）穿刺前 1 ~ 2 天开始口服抗生素，穿刺前 1 周停用抗凝药。
（2）经直肠活检的过程中不要碰到肛门括约肌，肛门括约肌有对疼痛敏感的神经纤维。

## 四、术后处理

（1）观察有无血尿及便血。
（2）穿刺后多饮水，并继续使用抗生素 3 ~ 5 天。
（3）观察术后有无血尿及大便带血，出血多于 6 ~ 48 小时内自行停止。持续性血尿或术后出现尿潴留，可插管导尿并起到压迫前列腺止血的目的。持续性大便带血可适量应用止血药。

（康绍叁）

# 第三节　睾丸活检术

## 一、适应证

（1）男性不育，精液检查显示无精子时，为了解睾丸有无生精功能，应行睾丸活检。
（2）无精症患者行人工辅助生殖，不能通过附睾获取精子时，可通过睾丸活检获得。
（3）确定睾丸结节或肿块性质。

## 二、操作要点

（1）术者左手拇指及示指将睾丸固定于阴囊皮下，于睾丸前内侧或病变处取材。
（2）局部浸润麻醉，切开皮肤、肉膜1cm，在睾丸白膜上作0.5cm，轻轻挤压，生精小管即从切口中挤出，用小眼科剪自突出组织的基底剪下，置于Bouin液中固定，缝合切开的睾丸白膜与阴囊皮肤切口。

## 三、注意事项

（1）术中注意彻底止血。
（2）睾丸白膜切口要缝合紧密，防止生精小管溢出。

## 四、术后处理

（1）避免剧烈活动，禁欲至少半个月。
（2）预防性应用抗生素3天。

（康绍叁）

# 第四节　肾脏穿刺活检术

采用经皮直接进行肾脏穿刺，以获得足够的肾组织，供病理检查。常用于各种肾小球肾炎的分型与肾移植排斥的诊断。

## 一、适应证

（1）肾移植术后排斥反应的诊断。
（2）各种弥漫性肾小球病变，某些肾小管间质疾病及某些原因不明的急性肾衰竭的患者，若临床诊断不清或制订治疗方案、判断疾病预后需要，为确定诊断及进行病理分型。

## 二、操作要点

（1）患者俯卧位（肾移植患者取仰卧位），腹部垫以8～10cm厚的砂袋。
（2）常用B超及CT引导定位，确定穿刺点。
（3）嘱患者深吸气后屏气，穿刺枪从穿刺点刺入肾脏，针头进入肾囊时有突破感，并见针尾随呼吸运动呈上下摆动。

（4）再次经 B 超或 CT 确定穿刺位置，抠动穿刺枪后将其拔出，推出针芯见所取的条形肾组织。

### 三、注意事项

（1）穿刺时一定要患者深吸气屏气，防止肾脏损伤。

（2）穿刺部位多选择在肾脏下极，以避免肾蒂及胸膜损伤。

### 四、术后处理

（1）局部压迫数分钟后穿刺点放置一小砂袋，再用腹带扎紧，以利压迫止血。

（2）砂袋压迫 6 小时，绝对卧床 24 小时。

（3）观察血压、脉搏、尿量及尿色变化，有无腰痛、腹痛等。

（4）术后应用抗生素 2~3 天。

（康绍叁）

# 第五节　嵌顿性包茎整复术

### 一、适应证

嵌顿性包茎、包皮上翻至阴茎头上方后未复位、包皮口紧勒在冠状沟处循环阻塞，影响淋巴及静脉回流而引起水肿。应首先手法复位，失败后，再行手术复位。

### 二、操作要点

1. 手法复位

（1）包皮及阴茎头络合碘消毒。手法复位前，在包皮和阴茎头处涂无菌滑润剂。

（2）两手的示指及中指握住包皮，用两大拇指稍稍用力将阴茎头包皮向内推送，即可复位。

（3）复位困难时，用针头多次穿刺水肿部位，待水肿组织液逐渐外渗，水肿减退后再用手法复位。

2. 手术复位

（1）局部消毒，作阴茎根部阻滞麻醉。

（2）背侧纵行切开嵌顿环长 2~3cm，切开皮肤和深筋膜，松解嵌顿环后再用手法复位。

（3）横行缝合伤口，第 1 针先缝合切口上下两端，其次间断缝合切口的其余部分，缝合完毕，用凡士林纱条包扎。

### 三、注意事项

（1）切开时应掌握深浅程度，过深则易损伤阴茎头，造成出血；过浅则不能将嵌顿环切开，嵌顿依然存在。

（2）切开后应严密止血，以免术后出血。

## 四、术后处理

（1）应用抗生素预防感染。

（2）术后 5~6 天拆线。

（康绍叁）

# 第六节　尿道扩张术

尿道扩张术是治疗尿道外伤、手术后瘢痕狭窄的一种方法。

## 一、适应证

（1）预防和治疗尿道炎症、损伤、手术后的尿道狭窄。

（2）探查尿道有无狭窄，或确定狭窄的程度和部位。

（3）探查尿道内有无结石。

## 二、操作要点

1. 插入　术者左手掌心朝上，在中指与环指之间夹持阴茎冠状沟部，并斜向腹股沟方向提起，用拇指和示指把尿道外口分开。右手持尿道探子的柄端，头端蘸上润滑油，轻柔地将头端插入尿道外口。

2. 平推　沿尿道背侧壁正常的走行轻轻插入，借助探子本身的重量和弯曲缓慢推进。随着探子的逐渐深入，同时向正中移动阴茎，使探杆与身体纵轴平行。

3. 直立　为使探子的前端通过尿道球部、膜部，应逐渐将其送至和体轴呈垂直的位置。探子位于此处因括约肌或瘢痕的影响，推进时受阻力。

4. 平放　将探子与阴茎一起下拉至两腿之间，探子就顺着后尿道向膀胱内推进。探子进入膀胱后，探杆能左右转动。

以上 4 个步骤是整个过程的联合动作，探子通过瘢痕后，应留置 5~10 分钟，然后退出探子，其方法与插入相反。

## 三、注意事项

（1）尿道扩张过程中应操作轻柔，不宜用暴力强行扩张，以免引起出血、穿破尿道。

（2）首次尿道扩张应结合尿线粗细、尿道造影所见来估计探子的号数。应先从大号开始，依次减小，直到合适的号数为止。应尽量少用 16 号以下的探子。

（3）尿道扩张器的头端，沿尿道前壁而行容易滑入膀胱，如遇阻力，可反复试插，以另一手指按压会阴，可协助通过膜部。

（4）第 1 次扩进后，每次探子只宜增大 2~3 号，否则容易造成尿道损伤出血。

## 四、术后处理

（1）每次扩张后给予抗生素 3 天，适当休息，多饮水，观察有无尿道出血。如出血较严重，后有发热、尿外渗，应急诊观察治疗。

（2）如扩张后有发热、疼痛、严重出血等，则在 2~4 周内暂停扩张。下次扩张前应仔细检查，证实急性炎症已经消退，才能再次扩张。

（3）扩张的间隔时间至少 5~7 天，以使尿道狭窄段黏膜经扩张后所产生的水肿与充血逐渐消退。经多次扩张后，尿道逐渐增宽，扩张间隔时间也可延长。

（康绍叁）

# 第七节　导尿术

## 一、适应证

（1）检查有无尿道狭窄、梗阻，测残余尿、膀胱容量、压力及膀胱造影。

（2）急慢性尿潴留。

（3）下尿路梗阻引起肾功能不全。

（4）泌尿系统病变需要准确记录尿量及特殊检查。

（5）危重患者尿量监测。

## 二、操作要点

1. 体位　患者仰卧位，两腿屈膝自然分开。

2. 消毒　应以尿道口为中心，男性应翻转包皮消毒，然后铺洞巾。

3. 插管　选好 Foley 导尿管后，涂无菌润滑油，必要时向尿道内注入润滑油。女性患者插入 6~8cm，男性患者插入 15~20cm，排尿毕，如需保留尿管，用生理盐水充起气囊，尿管接袋。

## 三、注意事项

（1）严格遵守无菌操作规程。

（2）导尿管粗细要适宜，插管动作要轻柔，避免损伤尿道黏膜。

（3）尿道狭窄或前列腺增生患者，可选用小号导尿管多次变换方向试插。仍不能插入，可使用丝状探子帮助插入尿管。

（4）对膀胱过度充盈者，排尿宜缓慢，以免骤然减压引起出血或晕厥。

（5）确认尿管已经进入膀胱（尿液从尿管中流出或按压下腹部后尿液流出）后才能向气囊内注水，以免尿管头端在尿道中充气囊损伤尿道。

## 四、术后处理

（1）应用抗生素预防感染。

（2）留置导尿管短时间内不能更换，应每 0.5~1 个月更换 1 次。

（3）如膀胱内有感染或尿液内沉淀物较多，应用无菌生理盐水或 1：1 000 呋喃西林溶液冲洗膀胱。

（4）尿道外口常有脓性分泌物，每日应进行清洗护理，可用 1：5 000 高锰酸钾溶液或洁尔阴清洗。

（5）留置导尿管时间过长，膀胱长期处于收缩状态，可能引起膀胱挛缩。为保持膀胱容量，应采用间断开放引流。

（王　磊）

# 第八节　膀胱穿刺造瘘术

## 一、适应证

（1）尿道损伤、狭窄，前列腺增生等引起的急性尿潴留，导尿管不能插入者。

（2）各种原因（包括神经源性膀胱）引起的尿潴留，虽然能插入导尿管，但如需长时间保留，也以更换为膀胱造瘘为佳。

（3）泌尿道手术后确保尿路愈合，如尿道整形、吻合手术后。

（4）化脓性前列腺炎、尿道炎、尿道周围脓肿等。

（5）尿道肿瘤行全尿路切除后。

## 二、操作要点

（1）穿刺部位：选择耻骨联合上方一横指处为穿刺点。

（2）局部麻醉：采用长针头注射局部麻醉药，以长针头与腹壁呈垂直方向刺入，回抽出尿液，于此部位作1cm的皮肤切口，将膀胱穿刺套管针通过皮肤切口，按穿刺针方向垂直刺入，遇到落空感即已进入膀胱。拔出套管芯，可见尿液流出。经套管插入相应粗细的尿管，退出套管，并用丝线将尿管固定于皮肤。

## 三、注意事项

（1）穿刺膀胱造瘘必须在膀胱充盈状态下进行。

（2）操作应严格无菌，并注意用力适当，避免穿刺针刺破膀胱后壁，以免发生意外损伤。

（3）穿刺造瘘管应妥善固定，防止滑脱。

## 四、术后处理

（1）造瘘管及引流袋定期更换，造瘘管4~6周更换1次。

（2）膀胱有出血或感染者，可用1：5 000呋喃西林冲洗膀胱，保持引流通畅。

（3）预防性应用抗生素。

（王　磊）

# 第四章

# 泌尿生殖系先天性畸形

## 第一节 肾脏畸形

### 一、肾不发育

分为双肾不发育和单肾不发育。双肾不发育罕见，约每 4 000 例出生儿中有 1 例，常合并肺发育不全，约 40% 为死产。生后 24 小时仍无尿，应想到该病的可能。预后极差，多于生后数小时内死于呼吸功能衰竭。单肾不发育，每 1 000 ~ 1 500 例出生儿中有 1 例。左侧多见，可合并同侧输尿管、肾上腺、精索、睾丸等缺如。

1. 诊断标准　B 超、静脉尿路造影、肾血流图、CT 等检查可协助诊断。
2. 治疗　无需特别处理。

### 二、附加肾

附加肾是单独存在的第 3 个肾脏，如果不存在尿路梗阻，无继发感染，未出现结石，无生长肿瘤等，无需处理。

1. 诊断标准　可出现尿路梗阻或感染，以发热、腹腔肿块、疼痛就诊。B 超、逆行性肾盂造影、排尿性膀胱造影有助于诊断。
2. 治疗　如附加肾反复感染，功能丧失，或合并其他病症应行附加肾切除术。

### 三、融合肾

两肾相融合有各种类型，如马蹄形肾、盘形肾、乙状肾等，最常见的是马蹄形肾。马蹄形肾是双肾下极在脊柱大血管之前互相融合。80% 并发肾积水。

1. 诊断标准　B 超、静脉尿路造影、CTU、MRU、肾血流图可协助诊断。
2. 治疗　无症状者无需治疗，有并发症者需根据具体情况处置。因其肾门方因旋转不良朝向腹前壁，选择手术入路时应加以考虑。

### 四、肾旋转异常

可分为单侧及双侧。旋转异常时，肾蒂常朝向前侧与内侧之间，偶有朝后侧者。

1. 诊断标准　静脉尿路造影、B 超、CTU、MRI 及肾血流图等检查有助于诊断。

2. 治疗　如并发梗阻或膀胱输尿管反流，则需治疗。

## 五、异位肾

正常肾脏应位于腹膜后第 2 腰椎水平，肾门应朝向内侧，如不在正常位置称异位肾。按异位的位置不同分为盆腔肾、胸内肾及交叉异位肾。

1. 诊断标准　患者多无症状，当有膀胱输尿管反流、肾盂输尿管连接部梗阻、感染及结石时，出现相应的症状。B 超、静脉尿路造影、排尿性膀胱尿道造影、CT 及肾血流图检查可协助诊断。

2. 治疗　若无症状，无膀胱输尿管反流、肾盂输尿管连接部梗阻等，则不需处理。

## 六、多囊肾

### （一）婴儿型多囊肾

常染色体隐性遗传，主要见于婴幼儿，亦可见于成人。双肾显著增大，外形正常，肾的皮髓质被小囊肿侵犯，囊肿为扩张的集合管。

1. 诊断标准　静脉尿路造影、B 超、CT 增强扫描及 MRI 等检查有助诊断。

2. 治疗　本症无法治愈，对晚期肾衰竭，可考虑透析治疗。

### （二）成人型多囊肾

常染色体显性遗传，是常见的多囊肾病。约半数患者至 70 岁以上还处于肾功能代偿阶段，多数患者不需透析或移植而正常生活。

1. 诊断标准

（1）临床表现

1）泌尿系统：腰背部或上腹部痛，血尿，上尿路感染，肾结石及慢性肾衰竭的表现。

2）心血管系统：高血压，左心室肥大，二尖瓣脱垂等。

3）消化系统：可伴有肝囊肿、胰腺囊肿、脾囊肿及结肠憩室。

（2）实验室检查：中晚期患者尿常规中有红细胞、蛋白等；血压、血肌酐、尿渗透压、肌酐清除率等对诊断有帮助。

（3）辅助检查：B 超、静脉尿路造影及 CT 检查是主要的诊断手段。

2. 治疗　无方法阻止本病的发展。早期发现、防止并发症的发生及发展、及时治疗并发症至关重要，必要时及时肾替代疗法，能提高生活质量，延长生存期。

（1）一般治疗：多数患者无需改变生活方式，对肾明显增大者，注意避免腹部撞击，以免囊肿破裂。

（2）囊肿减压术：对早、中期患者有降低血压，减轻疼痛，改善肾功能，延长生存期，延迟进入肾衰竭阶段的作用。有学者认为尽早手术，双侧手术，囊肿彻底减压。晚期病例减压治疗无意义，有时反而会加重病情。

（3）透析与移植：终末期肾衰竭患者，应予透析治疗，择期行肾移植术。移植前肾切除的指征是：①反复尿路感染；②顽固性高血压；③疼痛难以控制；④伴发肾肿瘤；⑤血尿频繁；⑥脓尿；⑦压迫下腔静脉。

（4）血尿的治疗：明确原因，减少活动，出血严重难以控制者，必要时肾动脉栓塞或肾切除术。予透析治疗，择期行肾移植术。

（5）感染的治疗：联合应用抗生素治疗。

（6）并发上尿路结石治疗：根据结石的部位及大小按尿路结石治疗进行治疗。

（7）高血压的治疗：选用适合的降压药物并限钠摄入。

（8）由于对本病目前尚无有效治疗方法，通过家系调查及基因诊断，及早发现风险患者，决定是否生育，减少本病的发生。

（9）近40年来，由于降压药物治疗、新抗生素的应用、并发症的防治及早期诊断治疗，患者的预后已有了明显改善。

### 七、其他肾囊性病变

#### （一）单纯性肾囊肿

多见于50岁以上的男性左肾，多为单侧病变，多无症状。

1. 诊断标准　静脉尿路造影、B超、CT检查有助诊断。

2. 治疗　囊肿直径小于4cm，无症状者，可定期随诊。囊肿直径大于4cm，或有症状者，可于B超引导下，穿刺抽吸囊液，注入无水酒精等阻止囊壁分泌液体，使囊肿复发。

#### （二）多房性囊肿

又称囊性肾瘤，罕见。囊性肿物由多个囊肿组成，有完整的被膜，囊内含有黄色液或"烂泥"样物。

1. 诊断标准　多以腹部不适、肿块就诊，偶见血尿。静脉尿路造影可见患侧肾盂肾盏受压变形或不显影。B超可见囊性肿物。

2. 治疗　治疗为肾切除。

### 八、海绵肾

属先天性常染色体隐性缺陷，特征是远端集合管扩张，常于40岁以后发现。

1. 诊断标准

（1）反复发作的肉眼或镜下血尿、尿路感染症状及排石史。

（2）KUB平片示肾盏锥体部有结石或钙化。

（3）静脉肾盂造影显示肾盂肾盏正常或增宽，杯口扩大突出，其外侧见到造影剂呈扇形、花束状、葡萄串状阴影。

2. 治疗　海绵肾的治疗主要是针对并发症的治疗。①治疗肾脏结石；②手术治疗局限性病变、节段性病变，可考虑行肾部分切除术；③预防和治疗感染；④纠正肾小管酸中毒。

（王　磊）

# 第二节　输尿管畸形

### 一、肾盂输尿管连接部梗阻

多见于儿童，男性多，双侧者占20%。原因有异位血管压迫、纤维索条、膜性粘连、高位肾盂输尿管连接、连接部狭窄或瓣膜，以及节段性无动力性功能失调。

1. 诊断标准

（1）临床表现：出现腹部肿块或体检时发现。输尿管狭窄部扭曲、成角时，可出现肾绞痛，多可自行缓解。肾积水过大时，可有腰部钝痛或胀痛。间歇性肾积水发作、感染、自发破裂、轻度挫伤后可出现血尿或肿块。

（2）辅助检查：B超、利尿性肾图、静脉尿路造影、逆行性肾盂造影等检查有助于诊断。

2. 治疗

（1）梗阻较轻，肾盂肾盏扩张不重者，行单纯矫形手术。

（2）梗阻严重者，应切除狭窄段及扩张的肾盂，再作吻合手术。

（3）梗阻很严重者，正常肾实质残留很少，应行肾切除术。

## 二、重复肾双输尿管

是常见的泌尿系畸形，在泌尿系造影上占2%～3%，5%～10%并发其他泌尿系畸形。

1. 诊断标准　静脉尿路造影、逆行肾盂造影可明确诊断。

2. 治疗　无症状者，无需处理。如重复肾的一部分出现严重病变而丧失功能可行半肾切除。

## 三、输尿管口囊肿

非真正的囊肿，应称输尿管口膨出或输尿管脱垂。多为单侧病变，双侧者占10%。

1. 诊断标准

（1）临床表现：多见于女性，以尿路梗阻并发感染为主要症状。部分患者囊肿可脱垂至尿道口外。

（2）辅助检查：B超可发现膀胱内囊性肿物，时大时小，静脉尿路造影可见膀胱内有囊肿影，呈"海蛇头"样。

2. 治疗　囊肿小，无症状者，不需治疗。如有症状并出现肾输尿管积水，可行内镜手术，必要时行囊肿切除，输尿管膀胱再吻合术。

## 四、腔静脉后输尿管

腔静脉后输尿管为腔静脉发生反常造成。

1. 诊断标准　当右肾及右输尿管上段发生积水时应考虑本病的可能。静脉尿路造影可见右输尿管向正中移位，必要时应行逆行性肾盂造影。

2. 治疗　应行输尿管复位术，切断输尿管移至下腔静脉前方再吻合。

（王　磊）

# 第三节 膀胱畸形

## 一、膀胱憩室

多见于男性，多为单发性，以位于输尿管口附近者最多见。有逐渐增大的趋势，当憩室位于膀胱颈后，可引起膀胱出口梗阻。可并发尿路感染及结石，并有鳞状化生及恶变之可能。

1. 诊断标准 排尿性膀胱尿道造影，膀胱镜检查有助于诊断。

2. 治疗 治疗主要是解除下尿路梗阻，控制感染，必要时需行憩室切除，输尿管膀胱再植术。

## 二、膀胱外翻

是少见的先天异常，男性多见。坐耻骨交界处耻骨支外旋及髂骨外旋造成耻骨间距增宽。典型的膀胱外翻伴尿道上裂，其他可伴有腹股沟疝、睾丸未降、直肠脱垂等。

1. 诊断标准

（1）膀胱外翻典型表现为耻骨上方有粉红色肿块，从两孔不断滴尿，尿道背侧裂开，出生时很容易作出诊断。

（2）排泄性尿路造影可了解上尿路的情况。

2. 治疗 膀胱外翻如不经治疗，70% 左右的病例于 20 岁前死亡，死于肾积水及尿路感染。治疗的目的是腹壁与膀胱的修复，能控制排尿，保护肾功能，重建阴茎。新生儿期行膀胱内翻缝合，3～4 岁时行抗反流输尿管移植及紧缩膀胱颈。年龄大者可一期完成截骨术，膀胱内翻缝合、抗反流输尿管移植、紧缩膀胱颈及尿道上裂修复术。

（王 磊）

# 第四节 尿道畸形

## 一、尿道上裂

1. 诊断标准 单独尿道上裂罕见。男性尿道上裂分为阴茎头型、阴茎体型及完全性尿道上裂三型。完全性尿道上裂有尿失禁，并伴有某些程度的膀胱外翻和耻骨联合分离。

2. 治疗 治疗的目的是重建尿道，控制排尿。

## 二、尿道下裂

尿道下裂是泌尿生殖系常见的先天畸形，属于常染色体显性遗传。解剖学特征有尿道外口异位、阴茎下弯、系带缺如。尿道下裂可伴发睾丸下降不全，前列腺囊肿。

1. 诊断标准 靠视诊即可确诊。在阴茎小、有严重下弯及双侧隐睾患儿需与肾上腺性征异常症、真两性畸形相鉴别。

2. 治疗 必须手术治疗，宜于学龄前完成。常分两期进行，第一期为阴茎下弯矫直术，第二期为尿道成形术。手术方式繁多，根据文献报告已超过 200 种。手术治疗的目的是矫正阴茎弯曲和整复尿道。修复尿道的材料可采用阴茎皮肤、阴囊皮肤、游离组织（如游离皮片）、膀胱黏膜、口腔黏膜、静脉段、羊膜等。分为尿道下裂一期修复法及尿道下裂分期修复法。

（1）尿道下裂一期修复法：①包皮皮瓣转移重建尿道法；②阴囊纵隔血管丛轴形皮瓣重建尿道法；③移植口腔黏膜重建尿道法；④移植膀胱黏膜重建尿道法；⑤阴茎背侧皮管重建尿道法。

（2）尿道下裂分期修复法：①阴茎伸直术：在阴茎筋膜与白膜间分离，将纤维索带及发育不良的阴茎筋膜彻底切除，使尿道口后移，阴茎完全伸直；②埋藏皮条重建尿道法；③局部皮瓣重建尿道法。

（3）手术并发症：①尿道瘘；②尿道狭窄；③皮肤坏死及裂开；④阴茎弯曲畸形矫正不全；⑤尿道憩室。

## 三、后尿道瓣膜症

本症是男患儿下尿路梗阻中最常见的原因，可并发双肾发育异常或（和）肺发育不良。

1. 诊断标准

（1）临床表现：①多数于胎儿期经 B 超发现，表现为双肾输尿管积水、膨胀的膀胱及羊水量少等；②排尿滴沥、费力；③腹部肿物；④尿路感染；⑤尿性腹水；⑥有些患儿伴发肺发育不良，可表现为呼吸窘迫综合征及气胸或纵隔气肿。

（2）辅助检查：B 超、排尿性膀胱尿道造影、排泄性尿路造影及肾血流图有助于诊断。

2. 治疗　矫正水、电解质失衡，控制感染及引流下尿路。留置尿管或膀胱造瘘引流尿液改善一般情况，经膀胱镜行瓣膜电灼术。

## 四、前尿道瓣膜及憩室

先天性前尿道瓣膜伴发憩室或不伴发憩室。瓣膜位于阴茎阴囊交界处尿道的腹侧，不阻碍尿管置入，但阻碍尿液排出。

1. 诊断标准　排尿困难，尿滴沥，大量残余尿。排尿后，可于阴茎阴囊交界处出现膨隆肿块，用手挤压肿块，有尿排出。排尿性膀胱尿道造影、尿道膀胱镜检查有助于诊断。

2. 治疗　单纯前尿道瓣膜，可经尿道电灼瓣膜。伴发憩室者，应行瓣膜及憩室切除术。

（王　磊）

# 第五节　阴茎畸形

## 一、包皮过长及包茎

1. 诊断标准　包皮过长是指包皮覆盖住阴茎头，但能向上翻转而露出阴茎头。包茎是指包皮口狭窄，紧贴阴茎头，不能将包皮上翻而显露阴茎头。包皮口狭小者，排尿时包皮隆起，可有排尿困难。包皮与阴茎头之间积存较多的包皮垢。

2. 治疗　包茎不断渐进性上翻清洗，出生后 3 ~ 4 年内外板分开，多可自愈，不急于处理。包皮过长、包茎不能自愈者，可行包皮环切术。

## 二、阴茎阴囊转位

1. **诊断标准** 又称阴茎前阴囊，分为完全型及部分型。完全型者多不能存活。视诊不难诊断。

2. **治疗** 部分型者常伴发尿道下裂，行尿道下裂成形术时，可同期或分期矫正阴茎阴囊转位。

## 三、小阴茎

1. **诊断标准** 小阴茎是指阴茎正常但小，长度小于正常阴茎长度平均值 2.5 个标准差以上，常伴睾丸、附睾发育不良，垂体功能低下及肥胖等。染色体核型检查除外性别异常，内分泌检查，绒毛膜促性腺激素刺激试验检测有无脑垂体或睾丸功能不良。

2. **治疗** 1~2 个疗程的 hCG 治疗，睾酮替代治疗，内分泌治疗无效者，考虑变性手术。

（王　磊）

# 第六节　阴囊及内容物畸形

## 一、隐睾症

1. **诊断标准** 隐睾可分为单侧或双侧。右侧者多见。睾丸的位置可位于腹腔内、腹股沟管、阴囊上方及滑行睾丸，以位于腹股沟管者多见。隐睾可引起不育、恶变，有扭转的隐患，故应早期治疗。体检时应取屈腿坐位。B 超、CT 及精索静脉造影对诊断有帮助。

2. **治疗**

（1）内分泌治疗：10 月龄采用 GnRH 喷鼻，每日 1.2mg（分 3 次），连用 4 周；如不成功，则 hCG 1 500U/周，连用 3 周；内分泌治疗失败应于 2 周岁前手术。

（2）手术治疗：游离松解精索，疝修补，将睾丸固定于阴囊内。

1）手术方式：①睾丸固定术：适用于 1 岁以上单侧隐睾或经绒毛膜促性腺激素治疗无效的双侧隐睾、异位睾丸、游走睾丸及合并疝或鞘膜积液者。方法有：内膜囊固定法；Torek 固定法；牵引固定法；精索固定法。②睾丸移植。③隐睾切除术。

2）手术并发症：①睾丸固定术的并发症：未能找到睾丸，可能为睾丸一侧或双侧缺如，可能为高位隐睾等；手术损伤邻近组织脏器，如输精管、睾丸白膜、精索血管、肠管及髂血管等；睾丸萎缩；睾丸回缩。②睾丸移植术的并发症：血管吻合口不通；吻合口漏血；术后出血；不育症。③隐睾切除术的并发症：出血；感染；腹股沟疝。

## 二、附睾囊肿

1. **诊断标准** 多位于附睾头部。正常男性中，5% 的人有附睾囊肿，经触诊、透光试验、B 超可诊断。

2. **治疗** 除非囊肿增大、有症状，一般不需手术。

（王　磊）

# 第五章

# 泌尿系统肿瘤

## 第一节　肾脏肿瘤

肾脏肿瘤并不少见，占全身肿瘤的 2% ~ 3%，而在泌尿系肿瘤中，它是仅次于膀胱肿瘤的常见肿瘤。肾脏原发肿瘤大多为恶性肿瘤，主要包括肾细胞癌、肾母细胞瘤和肾盂癌三种。肾细胞癌约占肾脏肿瘤的 80%，是最常见的肾脏肿瘤；肾母细胞瘤主要发生于小儿，是最常见的小儿腹部肿瘤；而肾盂癌多为移行细胞癌。良性肿瘤中最常见的是肾血管平滑肌脂肪瘤，又被称为错构瘤。

### 一、肾细胞癌

肾细胞癌（renal cell carcinoma）又被称为肾腺癌，是一种较常见的泌尿系统的恶性肿瘤，占成人肾脏恶性肿瘤的 80% ~ 85%，在泌尿外科中，其发病率仅次于膀胱癌。近年来，随着我国健康人群体检的普及和 B 超、CT 影像学技术发展，有更多的肿瘤被发现，肾癌的临床发病率逐渐升高，占成人全部恶性肿瘤的百分之二到百分之三。发病年龄多为 40 ~ 70 岁，发病随年龄的增长而增加，发病年龄的中位数为 65 岁，有时发生在较年轻的人群，但 20 岁以下患者较罕见。男、女发病率比例约为 2∶1。据美国国家癌症研究机构统计，每年约 24 000 人发生肾癌，其发病率尚无增加的趋势。上海医科大学泌尿外科研究所近 5 年所收治的 230 例肾癌患者中，其年龄的是 53 岁。城市居民较农村发病率高。

### （一）病理

肾癌起源于肾小管上皮细胞，生长速度一般较慢，可发生于肾实质的任何部位，并可浸润肾包膜，并向外进一步侵及肾周围脂肪。左右两侧的发病率相等，病变发生率占 1% ~ 2%。肿瘤质硬，外观为不规则的圆形或椭圆形，有一层纤维包膜包裹，血供丰富，表面常有怒张的血管。而肿瘤的颜色则受到血管多少、癌细胞内脂质含量、出血和坏死等影响。通常，生长活跃区域为白色，含脂质丰富的区域呈金黄色并发亮，颗粒细胞和未分化细胞呈灰白色。瘤体内常有囊性变，有新鲜出血、陈旧出血灶，坏死部位为红色或暗红色，中心坏死、钙化。

显微镜检查：癌细胞类型主要包括透明细胞、颗粒细胞及未分化细胞，最常见的则是透明细胞。透明细胞因胞质中含有大量的糖原和脂质，在切片染色过程中胞质被溶解，故而切片中癌细胞多呈透明状，细胞常排列呈片状、乳头状或管状。颗粒细胞呈圆形、多边形或不规则形，色暗，胞质量少，较深染。颗粒细胞癌的细胞生长活跃，恶性程度较透明细胞癌高。这两种类型的癌细胞可单独存在，也可同时出现于同一瘤体内。若肿瘤大多数由透明细胞组成，则称为透明细胞癌；主要为颗粒细胞，则称为颗粒细胞癌；兼有两种癌细胞组成者，则称为混合型肾癌。若癌细胞呈梭形，细胞核较大或大小不等，有较多的核分裂象，表现为肉瘤样结构，则称为未分化癌，恶性程度很高。

肾癌可通过直接浸润、淋巴途径和血运转移。

1. 直接浸润　肾癌达到一定体积后突破包膜，向内侵入肾盂，向外突破肾包膜，侵及肾周脂肪组织和筋膜，蔓延到邻近的组织，如肝、脾、肾上腺及横膈等。向内侵入肾盂后常发生血尿。

2. 淋巴途径　25%的肾癌都有区域淋巴结转移。左侧经淋巴管转移到肾蒂、主动脉和主动脉左外侧淋巴结。右侧首先累及肾门附近和下腔静脉周围淋巴结，并可向上蔓延到颈部淋巴结，也可直接通过膈肌淋巴结转移到肺。

3. 血行转移　肾癌具有向静脉侵入的倾向，故血行转移是肾癌重要的转移途径。肾癌细胞侵犯静脉，在静脉内形成瘤栓，进一步延伸至下腔静脉，甚至到达右心房，并转移到骨骼和肺等其他脏器，引起广泛血运转移。癌细胞转移至肾静脉的概率为20%，而转移至下腔静脉的概率则为10%。大多数瘤栓为自右侧肾癌的转移，个别来自于肾上腺内的转移灶。

肿瘤转移并不是与原发肿瘤大小完全相关。恶性度较低的肿瘤常会保持有完整的包膜，即使体积巨大，仍可没有发生转移。恶性程度较高的肿瘤，虽然肉眼看来肿瘤包膜保持完整，实际上癌细胞往往已侵入和穿出肾包膜。而对于淋巴转移和血行转移来说，少数恶性程度很高的肾癌在原发肿瘤体积很小时即已出现转移。

（二）分期

为了对肿瘤进行有效的治疗，并判断其预后，一般可依据原发肿瘤情况、淋巴结和肿瘤远隔转移情况进行肿瘤分期。临床常用的是1968年提出的Robson分期。

Ⅰ期　肿瘤局限于肾包膜内，肾周脂肪、肾静脉和区域淋巴结均未受侵。

Ⅱ期　肿瘤已侵入肾周围脂肪，但尚局限于肾周围筋膜之内，肾静脉及局部淋巴结尚未受侵。

Ⅲ期　肿瘤已侵犯肾静脉或局部淋巴结，有或无下腔静脉和肾周脂肪的受累。

Ⅳ期　肿瘤侵犯邻近脏器（肾上腺除外），或已有远隔转移。

1987年，国际抗癌协会提出TNM分期方案，将静脉受累和淋巴结转移分开，使分期更好预测肿瘤的发展。

T　原发性肿瘤：

$T_x$　无法估计原发肿瘤情况

$T_0$　无原发肿瘤证据

$T_1$　肿瘤最大直径≤2.5cm，局限于肾包膜内

$T_2$　肿瘤最大直径>2.5cm，局限于肾包膜内

$T_3$　肿瘤超出肾脏

$T_{3a}$　侵犯肾上腺或肾周组织，但不超出Gerota筋膜

$T_{3b}$　肿瘤侵入肾静脉或膈下的下腔静脉

T₃c 肿瘤侵入膈上的下腔静脉

T₄ 肿瘤超出 Gerota 筋膜，或累及邻近器官

N 淋巴结：

Nx 无法估计淋巴结转移情况

N₀ 无淋巴结转移

N₁ 单个淋巴结转移，最大直径≤2cm

N₂ 单个淋巴结转移，最大直径2～5cm，或多个淋巴结转移

N₃ 局部淋巴结转移，直径大于5cm

M 转移：

Mx 无法估计远处转移情况

M₀ 无远处转移

M₁ 有远处转移

（三）临床表现

1. 局部肿瘤引起的症状和体征 如下所述。

（1）血尿：无痛性血尿是肾脏肿瘤最常见的症状，约60%的患者都有肉眼或镜下血尿，多表明肾癌已侵犯进入肾盂肾盏等集合系统。最常见的表现为间歇性、全程性、无痛性肉眼血尿。

（2）腰痛：肾癌引起的腰痛多为持续性隐痛，发生率约为40%。原因主要是由于肿瘤生长导致肾被膜张力增加，另外还可因晚期肿瘤侵犯周围脏器或腰肌所造成。也可导致持续性的腰部疼痛，且疼痛较剧烈，此外，血块经输尿管排出时，也可以引起肾绞痛。

（3）腰部肿块：肾癌患者的腰部肿块质地较硬，表面不光滑。目前仅见于少量瘦长体型患者和边远地区就诊患者，随着我国健康人群体检的普及和B超、CT影像学技术发展，肾癌患者已多在肿块发展到此阶段前，已获确诊和治疗。检查者如能触及肿瘤，表明肿瘤已处于晚期，预后不佳。

（4）精索静脉曲张：多见于左侧。由于左侧精索静脉汇入左肾静脉，可因左肾静脉内瘤栓影响精索静脉血液回流而致。右侧亦可由于下腔静脉内瘤栓影响右侧精索静脉血液回流而致，但较少见。其特点为平卧位后曲张静脉仍然怒张，没有明显减轻或消失。传统上，将上述血尿、腰痛和腰部肿块三大表现称为"肾癌三联征"，实际上，"肾癌三联征"的出现，说明肿瘤已发展到晚期。

2. 全身症状和体征 如下所述。

（1）发热：在肾癌患者中也较常见，发生率为10%～20%。部分患者发热是其就诊的唯一症状，常为38℃以下的低热，偶为稽留高热。发热的原因多认为与肿瘤产生的致热原相关。另有研究发现，原发肿瘤可能分泌白细胞介素－6，从而导致肿瘤性发热。在切除肿瘤后，体温多能恢复正常。

（2）高血压：约有20%的肾癌患者同时伴有高血压，主要原因有肿瘤压迫导致肾素分泌过多、肿瘤内动静脉瘘以及肿瘤压迫肾脏血管等。但应注意，只有近期出现的并且在切除肾癌后恢复正常的高血压才可以说是由肾癌引起的。

3. 生化指标异常 如下所述。

（1）贫血：25%的患者可伴有轻度的正常红细胞贫血。目前多认为是肾脏肿瘤毒素影

响骨髓造血功能，以及肾脏自身的促红细胞生成素的分泌不足造成的。

（2）血沉快：发生率约为50%，其出现血沉加快的原因尚不清楚。血沉快的患者多预后不良，对持续血沉快的患者应做。肾脏B超检查以除外肾癌的可能。

（3）高血钙：发生率在10%左右，其原因尚不清楚。肿瘤切除后血钙水平可恢复至正常，如果肿瘤转移或复发亦可重新升高。高血钙也可能是由于转移到骨骼引起的。

（4）红细胞增多症：其原因尚不清楚，可能与肿瘤直接分泌红细胞生成素或肿瘤压迫刺激分泌红细胞生成素有关。当手术切除后，肿瘤切除后红细胞水平可恢复至正常，肿瘤转移或复发后又重新出现。

（5）肝功能异常：不能确定就是由于肿瘤转移到肝脏引起的，患者可能还有肝脾增大、血清碱性磷酸酶升高、$\alpha_2$球蛋白升高等表现。切除肾肿瘤后肝功能恢复正常，因此肝功能异常并非是肾癌根治术的手术禁忌证。

（四）诊断

1. 肾癌的发现　目前临床的重要问题是依据上述肾癌的临床表现寻找早期发现肾癌的线索。许多肾肿瘤患者的早期临床表现并不典型，需要我们提高警惕，予以甄别。首先，对于间歇性出现的无痛血尿患者，应予以重视，即使是镜下血尿，亦应予以检查。同样，对于持续性的腰部隐痛患者，以及具有贫血、血沉快和其他肾外表现的患者，也应谨慎对待，寻找上述表现的原因。体检时应注意有无腰部或腹部包块和锁骨上淋巴结病变。精索静脉曲张平卧不消失提示有肾肿瘤伴静脉瘤栓之可能。

2. 肾癌的确诊　肾癌的确诊大多并不难，B超、静脉肾盂造影和CT等影像学检查的结果，均能够提供最直接的诊断依据。同时，影像诊断学技术还能够做出准确的肿瘤分期，从而在手术以前明确病变的性质和病变的发展侵犯情况。目前，临床依据患者的临床表现考虑肾癌的可能性后，首先选择的影像学检查应是B超，因为B超检查操作简便易行，而且是无创的检查，并具有易重复的特性。在发现肾脏肿瘤后，根据情况可直接选择CT扫描，以确切了解肿瘤的位置、大小、范围、性质和淋巴结情况及有无转移，并进一步明确诊断肾癌。静脉肾盂造影的诊断价值比较小，现主要是对肾盂癌的鉴别，并了解对侧肾脏功能。MRI检查应在CT检查后，肿瘤与相关脏器关系不清时，利用其冠状面和矢状面的影像来进行分析。肿瘤瘤栓情况则多应用彩色多普勒B超、MRI和腔静脉造影来进行鉴别诊断。

（1）B超：B超检查操作简便易行，而且是无创的检查，现已作为无痛性肉眼血尿患者首选的影像学检查。有很多无症状的肾癌是在B超体检是发现的。其发现肾脏肿瘤的敏感性比较高，完全可作为首选检查方法。尤其是B超可以很容易地将肾囊肿、肾积水等疾病与肾癌鉴别开来。在B超声像图上，肾实质内的圆形或椭圆形、边界较清楚的团块状回声是肾癌的典型征象。其内部回声多变，中等大的肿瘤多呈低回声，仅少数呈强弱不等的混合回声或等回声；体积较小的肾癌有时表现为高回声团块。较大的肿瘤向肾脏表面突起，使肾脏轮廓呈现局部增大突出，表面凹凸不平。B超还可以提供肾门、腹膜后淋巴结情况和肝脏、肾上腺及有无转移。彩色多普勒超声可用来了解肿瘤瘤栓侵犯静脉的程度，在静脉及下腔静脉内瘤栓的诊出率较高可达到百分之九十三。

（2）CT：CT能够准确看出肿瘤所占的范围及邻近器官是否受累情况，准确性较高，是目前最为可靠的肾癌诊断的影像学方法了。

1）典型的肾癌：在CT图像上呈圆形、椭圆形或不规则形占位，平扫时，肾癌呈现的密度略低于肾实质，但非常接近，因此很容易遗漏掉较小的肿瘤灶。做增强 CT，肾癌病灶的密度会轻度增强，而正常肾实质的密度则呈现明显增强，二者形成对比，使肿瘤的边界更明显。由于肾癌病灶中会存在程度不等的坏死、出血、囊性变甚至钙化灶，因此肾癌灶在 CT 图像上会呈现出密度分布不均。部分肾癌有钙化灶，在肿瘤内呈不规则分布。

2）静脉瘤栓：肾肿瘤侵入肾静脉或下腔静脉后，CT 平扫可发现静脉内低密度区肿块影，增强扫描可见肿块增强不明显，形成管腔内的低密度充盈缺损区。

3）淋巴结转移：CT 可确定肿瘤淋巴结转移情况。肾门周围直径大于 2cm 淋巴结多为肿瘤转移所致。肾门区淋巴结直径小于 2cm 则为可疑淋巴结转移。

（3）MRI：MRI 在肾癌诊断中的敏感度和准确性与 CT 相当，肾癌灶在 $T_1$ 加权像上呈现低信号，在 $T_2$ 加权像上呈高信号，肿瘤内组织信号不均匀，表现为椭圆或者不规则的肿块，可见肾脏形状的改变，边缘能见到假包膜形成的环状低信号区。MRI 在显示周围器官受侵犯及与肿瘤与周围脏器关系上明显优于 CT，可以确定肾蒂淋巴结转移情况。由于 MRI 有冠状面、额状面和矢状面多种层面的影像，可以轻易地界定肿瘤与肾脏、肾上腺以及下腔静脉的关系，确定肿瘤的来源，使肾脏上极肿瘤与肝脏和肾上腺肿瘤得以鉴别。

（4）X 线平片：X 线平片对于肾癌诊断的价值不大，较大的肾癌可显示肾脏轮廓影局限性突出，肾癌可显示细点状钙化。

（5）静脉尿路造影：尿路造影是 B 超、CT 等未得到广泛应用前肾脏肿瘤的主要诊断手段。通过了解肾脏肿瘤对肾盂、肾盏的压迫情况来明确诊断。当肿瘤体积较小、仅限于实质内时，集合系统可无异常改变，容易导致漏诊。静脉尿路造影的主要表现是：①肾盂、肾盏变形、狭窄、拉长、闭塞或移位。②当肿瘤刚侵入肾集合系统后，则可使肾盂、肾盏轮廓表现出不规则、毛糙，甚则出现充盈缺损。③当患侧肾功能丧失时，由于造影剂进不去故不显影。

（6）逆行上尿路造影：该检查对肾癌的诊断并没有多少帮助，但是对于肾功能丧失造影不显影的肾脏，则可用来鉴别其他的上尿路病变。

（7）肾动脉造影：随着造影技术的发展，血管造影多采用选择性数字减影的方法来清楚地显示病变。肾癌动脉造影的主要征象有：肿瘤区出现多数迂曲、不规则、粗细不均、分布紊乱的小血管，肿瘤周围的血管呈包绕状；由于肿瘤内存在动静脉瘘，在动脉期即可见肾静脉显影；如向肾动脉内注射肾上腺素时，正常肾脏血管和良性肿瘤内的血管会发生明显的收缩，然而肾癌组织内的肿瘤血管却不会因为肾上腺发生收缩。近年来，肾动脉造影多应用于肿瘤来源不清时的鉴别诊断，通过对肿瘤主要供血动脉来源的分析，可以轻易分辨肿瘤的来源。

（8）除外转移灶：肾癌患者就诊时有 20% ~35% 已发生转移，因此在进行根治性肾切除术前，必须行胸部 X 平片、肝脏 B 超，除外肺部和肝脏转移的存在。如有骨转移和脑转移的证据，亦应行全身核素骨扫描和脑部 CT。

（五）治疗

1. 手术治疗　根治性肾癌切除术是目前肾癌主要的治疗方法。根治手术的范围包括切除患侧肾脏、肾周脂肪、肾周筋膜、肾上腺、区域淋巴结和肾静脉及下腔静脉内的癌栓。手术时应注意采用能获得良好暴露的切口，争取在分离肾脏以前即首先结扎肾动脉，以防手术时肿瘤的扩散和癌栓的转移。对肿瘤体积较小的 I 期肾癌可采用腰部第 11 肋间切口；而对于肿瘤较大的或Ⅱ、Ⅲ期肿瘤则应采用腹部切口，以保证区域淋巴结清扫的彻底进行；如肿瘤巨大并偏向肾脏上极，则可采用胸腹联合切口。手术时首先应结扎肾蒂，从而避免手术操作时造成的肿瘤转移，并减少手术时肿瘤分离过程中出血。

由于肾癌，特别是Ⅱ、Ⅲ期肿瘤，常常侵犯肾周围脂肪，手术时在处理肾蒂后，应在肾周筋膜外进行分离，才可确保预防术中肿瘤局部残留和种植。在对肿瘤上方或外方与肾周筋膜外分离出现困难时，可首先扩大切口，改善切口暴露情况，而不能轻易决定进入肾周筋膜内。根据 Beare 和 McDonald 对 488 例肾癌标本的研究，发现 70% 的标本中癌细胞已浸润肾包膜或肾周围脂肪，所以，在临床上将肾周围筋膜及筋膜内容物作整体切除，是十分重要的。

肾上腺组织位于肾脏上方，肾周筋膜内，与肾脏和肾周脂肪关系密切，因此发生肾癌后同侧肾上腺容易受累。资料显示肾癌患者中 10% 伴有肾上腺转移，所以肾脏上极肿瘤必须将同侧肾上腺一并切除，而中下极肿瘤，则可视情况而定。

尽管根治性肾癌切除术已明确必须包括区域淋巴结的清扫，但在实际工作中，对于肾癌淋巴结清扫仍存有争议。这是由于肾癌淋巴引流途径非常丰富，虽然主要的淋巴回流是聚集至肾蒂周围的淋巴结，但是后腹膜区域淋巴回流途径的存在，使某些没有肾蒂淋巴结转移的患者出现腹膜后的广泛转移。此外，许多存在肾蒂淋巴结转移的患者，多已伴有血行转移，使得肾癌的区域淋巴结清扫术的效果存在疑虑。但综合地看，区域淋巴结清扫术，仍有其重大意义：Golimho 的结果显示Ⅱ期肾癌患者，在进行区域淋巴结清扫后，5 年生存率提高了 10%~15%。区域淋巴结清扫的范围：下方从肠系膜下动脉起始部位水平开始，上方达肾上腺血管处即可。只需在上下界之间清扫腹主动脉（右侧为下腔静脉）前方和外侧淋巴脂肪组织，而腹主动脉和下腔静脉之间及背侧的组织多不需清扫。现有人主张扩大手术清扫范围，自横膈以下至主动脉分叉水平，手术损伤明显增大，但手术效果可能并无明显改善，因为如主动脉前后组淋巴结已出现转移，则转移业已广泛，单纯区域淋巴结清扫已无法彻底清除肿瘤。

难于切除的巨大肾脏肿瘤，可行肾动脉栓塞术，栓塞后肿瘤缩小，从而增加手术切除的机会。肾癌血运丰富，术中容易出血。术前进行肾动脉栓塞后，肿瘤会因为缺血发生广泛坏死，肾肿瘤表面静脉发生萎缩，肿块也会缩小，肾周围水肿后，肿瘤容易分离，术中出血会减少，这样可以提高手术切除率。此外便于肾切除前直接结扎肾静脉，减少手术操作难度。肾动脉栓塞是在术前经股动脉穿刺，逆行插管置患侧肾动脉，注入致栓物质，使动脉闭塞。通常可根据肿瘤部位和范围选择在肾动脉主干还是在其分支进行栓塞。

原发性肾癌已转移至邻近脏器的，预后极差，可以经患者允许，将原发肿瘤连同邻近受累的器官和组织一并切除，术后再辅以化疗和免疫治疗。也可首先行肾脏动脉栓塞后再行手术治疗。

肾细胞癌可能发生在先天性孤立肾和因良性疾病对侧肾脏切除病例，双侧肾脏也可同时或连续发生肾癌。由于对肾脏内血管分布的进一步了解和外科技术的发展，现提出了保留肾脏组织的肾肿瘤手术方式。处理原则是如未发现远处转移，则应在彻底切除。肾癌组织的同时，尽可能保留正常肾组织，使残留的肾组织可以维持相应的肾脏功能，而不需要透析，从而避免肾癌根治术后的尿毒症和血液透析。主要的方式是双侧单纯肿瘤切除或切除一侧小的肿瘤，对侧行根治性肾癌切除。手术中操作困难者可以行肾切除后，采用肾脏降温和离体手术操作技术，在体外行肿瘤切除，完成操作后，再行自体肾移植。

部分肾切除治疗肾癌的主要问题是肿瘤局部复发，平均为 6% ~10%，某些复发病例，实际是因为肾脏内未发现的癌多发病灶，因此，保留肾组织肾癌手术，应严格控制适应证。

2. 放射治疗　肾癌对放疗并不敏感，因而放射治疗目前仅被用于的辅助治疗，主要应用于：

（1）恶性程度较高和Ⅱ、Ⅲ期肿瘤手术后对手术野的照射。

（2）晚期肿瘤患者的姑息治疗。

（3）原发肿瘤巨大，不易切除的，可在手术前照射，使肿瘤缩小，提高手术切除成功率。

（4）骨骼等转移癌的放疗，以减轻症状。

3. 化学治疗　肾癌对化学治疗不敏感，常用的药物有环磷酰胺、丝裂霉素、6 - 巯基嘌呤、长春碱、放线菌素 D 等。现在对肾脏肿瘤进行肾动脉栓塞治疗时，将化疗药物直接注入肾癌的供血动脉，提高局部的药物浓度，减轻全身反应。最常用的药物是丝裂霉素，每次 20 ~40mg。

4. 内分泌治疗　有研究显示，正常肾和肾癌组织的细胞膜上含有雄性激素和孕激素的受体，肾癌的发生与激素水平有相关性。临床上，常对肾癌术后及晚期肿瘤患者，给予甲羟孕酮 100mg，每日三次，或 400mg 肌内注射，每周 2 次，对 15% 的肾癌患者具有治疗效果。

5. 免疫治疗　近年来，对于肾癌进行免疫治疗，获得了较放射治疗、化学治疗和内分泌治疗更好的结果。主要应用的药物是干扰素和白介素 –2，目前多应用于术后和无法行肿瘤根治术的患者。但现在免疫治疗仍比较昂贵，影响了它的普及应用。

（1）干扰素：可增强 NK 细胞的活性，以及对肿瘤的细胞毒作用，抑制肿瘤细胞的分裂，是治疗肾癌转移的有效方法。用法：干扰素 300 万 U 肌内注射，隔日 1 次或每周 5 次，连续 3 个月。可重复使用。

（2）白介素 –2 和转移因子：均能促进和调节淋巴细胞的免疫功能，近年来得到一定的应用。

（六）预后

近年来，肾癌的治疗并无明显进步，因此肾癌的预后，与十年以前相比并无明显改善。Giberti 的 1997 年统计数据显示肾癌术后 5 年生存率为 50.7%，10 年生存率为 35%，15 年生存率为 29%。

与肾癌预后关系最密切的因素主要是病理分级和肿瘤分期。

1. 肿瘤分期和预后的关系　肿瘤分期是影响肾癌预后的关键因素。Ⅰ期肿瘤 5 年生存率为 70% ~90%，Ⅱ期已侵犯肾周脂肪的肿瘤患者的 5 年生存率即降为 60% ~70%，Ⅲ期肿瘤患者已有淋巴结转移，5 年生存率仅为 40% ~50%，而有肿瘤远处转移的Ⅳ期患者 5 年生存率即降为 10% ~20%。

在肾癌分期对患者预后的影响方面，主要是以下三个因素的作用。

（1）肿瘤大小：根据分析，肿瘤的直径大小与肿瘤浸润范围明显相关，一般来讲，肿瘤直径越大，肿瘤直接浸润的范围就越大，治疗也不容易彻底。此外，肿瘤的大小与肿瘤的转移概率也有相关性，Petkovic 统计结果证实：肿瘤直径如果超过 5cm，则 56% 已发生转移，而肿瘤直径超过 10cm，75% 已发生转移。

（2）区域淋巴结侵犯：区域淋巴结是肾癌首先转移的部位，代表了肿瘤转移的倾向，伴有肾蒂淋巴结转移的患者，预后明显较无淋巴结转移患者要差。

（3）肾静脉和下腔静脉的侵犯：以往认为，只要有静脉瘤栓的患者，预后多明显不良，但近年研究表明：只要瘤栓能够在手术中完整取出，并不明显影响肿瘤患者的预后，尤其是瘤栓仅限于肾静脉的患者。

2. 肾癌分级与预后的关系　肾癌细胞的类型与预后也有很大关系，透明细胞癌恶性程度较低，预后较好；颗粒细胞癌恶性程度较高，预后较差；梭形细胞癌分化最差，预后也最差。但有很多肾癌的细胞类型是混合的，此时应以恶性程度最高的癌细胞类型来估计预后（表5-1）。

表5-1　肾癌分级与生存率的关系

| 生存率（%） | 1 年 | 3 年 | 5 年 | 10 年 |
| --- | --- | --- | --- | --- |
| 低度恶性肿瘤 | 90 | 83 | 71 | 40 |
| 高度恶性肿瘤 | 60 | 45 | 29 | 18 |

## 二、肾盂癌

肾盂癌是肾盂或肾盏黏膜上皮细胞发生的恶性肿瘤，约占肾肿瘤的10%，绝大多数为移行细胞癌，鳞癌约占肾盂肿瘤的15%，腺癌极为少见。肾盂癌的好发人群为40岁以后的男性。左、右侧肿瘤发病率基本相同，双侧发生肾盂肿瘤者较为罕见。肾盂、输尿管和膀胱的上皮同属于移行上皮，常发生的肿瘤均为移行上皮癌，但肾盂肿瘤恶性程度偏高，有50%的肾盂病例在输尿管和膀胱内同时伴有移行细胞癌。

（一）临床分级和分期

肾盂癌的病理和临床分期与膀胱癌相似。

0 期：仅限于黏膜，无浸润

A 期：侵犯肾盂黏膜固有层或局部浅表肾锥体

B 期：侵犯肾盂肌层或镜下弥漫侵犯肾锥体

C 期：肉眼侵犯。肾实质或肾盂周围脂肪组织

D 期：$D_1$ 淋巴结转移；$D_2$ 远隔器官转移

（二）临床表现

1. 间歇性、无痛性、全程肉眼血尿　见于80% ~90%的病例，为患者首发症状和主要症状，也是肾盂癌患者就诊的主要原因。出血严重时可有条形血块。

2. 肾区疼痛　多为钝痛，血块堵塞输尿管时可发生绞痛。

3. 体征　多无阳性体征，触及肿块者少见，偶有锁骨上淋巴结肿大或恶病质。

（三）辅助检查

1. B超　具有一定的诊断意义，表现为肾盂肾盏的高回声区内出现中低回声的团块，边缘不整齐。伴有积水时，可兼有肾积水的超声表现，并能清晰显示肿瘤的形态。肾的皮髓质结构紊乱，说明肿瘤已侵及肾实质；肾脏轮廓不规则、变形，提示肿瘤已侵及实质深层或穿透肾包膜。

2. 静脉肾盂造影或逆行尿路造影  是主要辅助诊断方法，表现为肾盂内充盈缺损，可伴有肾积水。不过需要注意的是大量血尿时肾盂内血块也可有同样的表现。

3. CT 或 MRI  肾盂内实质性肿块 CT 值与肾实质相比相似或略有增高；可伴有肾盏扩张、肾窦脂肪受压移位；增强扫描显示肿块强化不明显；增强后充满造影剂的肾盂内出现形态不规则的充盈缺损，与肾盂壁相连。肾脏外形多正常。在肾盂癌和肾癌的鉴别中很有帮助，但如果肾盂癌侵犯肾实质时与肾癌的鉴别还是困难的。CT 检查还能明确是否有局部淋巴结转移。

4. 膀胱镜检查  有重要诊断价值，应常规进行。不仅可发现或排除伴发的膀胱癌，还可同时行逆行造影和留取肾盂尿作常规检查及尿脱落细胞检查。

5. 脱落细胞检查  膀胱尿找到恶性细胞有助于定性诊断，肾盂尿发现恶性细胞则同时有定位价值。低分化癌阳性率较高，可达 60% 以上，高分化癌阳性率较低。

6. 输尿管肾盂镜检查  可直接观察到肿瘤，同时可取活组织进行病理检查以明确诊断。肾盂输尿管镜对肾盂的诊断准确率为 83%。

（四）治疗

1. 肾盂癌根治性切除术  诊断明确、无远处转移者应行肾盂癌根治性切除术，范围包括患侧的整个肾脏、全部的输尿管和患侧输尿管口周围的膀胱壁。尿路上皮肿瘤存在多器官发病的可能，其发生的次序是从上而下沿尿液方向出现，因此肾盂发生移行细胞癌后，该侧输尿管和输尿管周围的膀胱壁必须一并切除。肾盂癌患者进行患侧输尿管部分切除，超过半数病例的残余输尿管可发生移行细胞癌。目前，肾盂癌手术多主张进行肾切除，而不必行肾周脂肪清除和肾蒂淋巴结清扫。

孤立肾或双肾同时发生肾盂癌，如肿瘤属低期、低级，尿脱落细胞阴性，应争取保留肾脏，有条件时可经肾盂输尿管镜行肿瘤切除；肿瘤属高期、高级者则必须行根治性切除，术后行透析治疗。

随访膀胱镜，目的是预防多中心移行细胞癌发生。

2. 非手术治疗  有远处转移的晚期患者可行放疗或化疗，方案基本同膀胱癌，但疗效不理想，预后差。

## 三、肾母细胞瘤

肾母细胞瘤（Nephroblastoma）是小儿泌尿系统中最常见的恶性肿瘤，肾母细胞瘤约占小儿恶性实体瘤的 8%。肿瘤发病年龄 1~5 岁者占 75%，而 90% 见于 7 岁以前，个别病例见于成人。男女性别及左右侧发病例数相差不多，双侧患者占 3%~10%。1899 年德国医生 Max Wilms 对此病作了详细的病理描述，故习惯上又将肾母细胞瘤称为 Wilms 瘤。罕见肾外肾母细胞瘤，可在后腹膜或腹股沟区发现，其他部位还包括后纵隔、盆腔后部及骶尾部。

近年来肾母细胞瘤的治疗效果获得惊人成功。这主要是由于美国国家 Wilms 瘤研究合作组（National Wilms Tumor study）和国际小儿肿瘤协会（The International Society of Pediatric Oncology）共同努力的结果，对预后良好的肿瘤类型的治疗进行改良，以减少放疗和化疗带来的危害，而对预后极差的病例进行强化治疗。

（一）病理

肿瘤起源于未分化后肾胚基，肾母细胞瘤可发生于肾实质的任何部位，与正常组织边界清晰，有纤维性假包膜。肿瘤剖面呈鱼肉样膨出，灰白色，常有出血及梗死，偶形成巨大囊性肿瘤，囊壁不规则。肿瘤破坏并压迫正常肾组织，可引起梗阻和血尿。肿瘤钙化呈蛋壳样位于肿物边缘，肾被膜被突破后，便会入侵到周围器官及组织。

显微镜下可见肿瘤由胚基、间质及上皮三种成分构成。胚基成分为排列紧密的较小的幼稚细胞，其核呈卵圆形、核仁不明显，胞质中等量，核分裂象常见，对周围组织有侵袭性。上皮成分形成发育不全的肾小球、肾小管、乳头等肾脏上皮组织。间质成分多为幼稚间叶组织，包括原始细胞及不同量的横纹肌、平滑肌、成熟结缔组织、黏液组织、脂肪及软骨等成分。肿瘤可经淋巴转移至肾蒂及腹主动脉旁的淋巴结，亦可通过静脉侵入下腔静脉，甚至到达右心房。最终可扩散至全身的各部位，其中以肺转移最为常见，其次为肝，甚至可转移到大脑。

（二）组织学分型

肾母细胞瘤的组织成分与肿瘤的预后关系密切。根据病理组织分型与预后的关系，NWTS 经过一系列研究，逐渐加深对其认识，将肾母细胞瘤分为两大类：

1. 不良组织类型　包括间变型、肾透明细胞肉瘤和肾恶性横纹肌样瘤。此类型虽然只占肾母细胞瘤的 10%，却占肾母细胞瘤死亡病例的 10%。越来越多专家认为肾透明细胞肉瘤与肾恶性横纹肌样瘤与后肾胚基没有多大关系，并不属于肾母细胞瘤的范畴。间变的标准是：①间变细胞核的直径至少大于非间变同类瘤细胞核的三倍以上，细胞核染色质明显增多。②有核多极分裂象，每个分裂极染色体长度都长于正常有丝分裂中期的长度。间变按其范围分为局灶性间变和弥漫性间变。

2. 良好组织类型　任何婴儿期肾脏肿瘤，具有高级分化，均可归类于良好组织类型，本类型预后较好。主要包括上皮型、间叶型、胚基型和混合型以及囊性部分分化性肾母细胞瘤和胎儿横纹肌瘤型肾母细胞瘤。肿瘤组织中上皮、间质或胚基组织成分占组织成分 65% 以上，即分别定为上皮型、间叶型和胚基型；如果三种成分均未达到 65%，则为混合型。

（三）肿瘤分期

临床病理分期对疾病的把握十分重要。下面是 NWTS 对肾母细胞瘤的分期标准：

Ⅰ期：完整切除的肾内肿瘤，肾被膜未受侵。术前或术中无瘤组织外溢，切除边缘无肿瘤残存。

Ⅱ期：肿瘤已扩散到肾外而完整切除。有局限性扩散，如肿瘤浸润肾被膜达周围软组织；肾外血管内有瘤栓或被肿瘤浸润；曾做活体组织检查；或有局部肿瘤逸出，但限于腰部。

Ⅲ期：腹部有非血源性肿瘤残存；肾门或主动脉旁淋巴结受侵；腹腔内有广泛肿瘤污染；腹膜有肿瘤种植；肉眼或镜下切除边缘有肿瘤残存或肿瘤未能完全切除。

Ⅳ期：血源性转移至肺、肝、骨、脑等脏器。

Ⅴ期：双侧肾母细胞瘤。

（四）临床表现

1. 腹上区肿物　肾母细胞瘤其他临床症状均较少见，90% 的患者以腹上区肿物为首次就诊原因。腹部肿物多在家长或幼保人员给患儿更衣或洗澡时被发现。肿物一般位于上腹季肋部，表面光滑、实质性、中等硬度、无压痛，较固定；肿瘤巨大者可超越中线，并引起一系列肿瘤压迫症状。

2. 血尿  10%～15%的患者可见肉眼血尿，血尿出现的原因目前认为是由于肿瘤侵及肾盂、肾盏所致。

3. 发热  肾母细胞瘤患者有时可有发热，多为低热，认为是肿瘤释放致热源所致的肿瘤热。

4. 高血压  有30%～60%的患者有高血压表现，这是由于肿瘤压迫造成患肾的正常肾组织缺血后，肾素分泌增加所致。

5. 贫血或红细胞增多症  贫血多由于肿瘤内出血、肿瘤消耗所致，红细胞增多症则往往是肿瘤自身可分泌促红细胞生成素所致。

6. 其他  表现可有腹疼，也有很少的患者因为急腹症前来就诊，推测是肿瘤破溃引起的。罕见有因肿瘤压迫引起左精索静脉曲张者，也不常见以转移瘤就诊者。肾母细胞瘤患者约有15%的病例可能并发其他先天畸形，如无肛症、马蹄肾等。

（五）影像学检查

1. B超  B超由于其方便和无创的特点，现已成为发现腹上区肿物后的首选检查手段。超声可检出肿物是否来自肾脏，了解肿物的部位、性质、大小以及与相关脏器的关系。彩色多普勒超声还可检出肾静脉和下腔静脉有无癌栓。另外，肾母细胞瘤内常有出血、坏死，肿块常不均质，囊壁比较厚，此时超声可以轻易地将其与肾囊肿鉴别开来。

2. 泌尿系平片和静脉尿路造影  泌尿系平片可以见到患侧肾肿瘤的软组织影，偶可发现肿物边缘部分散在或线状钙化。静脉肾盂造影可见肾影增大，肾盂、肾盏受压而变形、伸长、移位。部分病例患侧肾脏完全不显影。静脉尿路造影同时还可了解对侧肾脏情况。

3. CT  CT检查可以明确肿瘤的大小、性质以及与周围脏器的相邻关系。CT同时对下腔静脉有无瘤栓也能明确。

4. 逆行肾盂造影  目前已很少用到，仅在诊断不明，而静脉尿路造影患肾不显影时采用。

5. MRI  在对肾母细胞瘤的诊断上优于CT，因为MRI除了像CT一样可明确诊断肿瘤大小、性质以及与周围脏器的相邻关系外，由于MRI有冠状面、额状面和矢状面多种层面的影像，可以轻易地界定肿瘤与肾脏、肾上腺以及下腔静脉的关系，容易确定肿瘤的来源，使肾母细胞瘤与肾上腺部位的神经母细胞瘤得以鉴别。

6. 骨扫描  多在怀疑肿瘤骨转移时进行，可确定全身骨骼转移灶的位置，以便与神经母细胞瘤的鉴别。

（六）治疗

肾母细胞瘤是小儿恶性实体瘤中应用综合治疗（包括手术、化疗及必要时加放射治疗）最早和效果最好的。化疗对提高肾母细胞瘤的存活率发挥了巨大作用。

1. 手术治疗  手术治疗仍是肾母细胞瘤最主要的治疗方法，手术能否完全切除肿瘤，对术后患者的化疗效果和预后，有着重要的影响。

手术时宜采用腹上区横切口，自患侧第12肋尖部切至对侧腹直肌边缘，此种切口暴露基本足够，目前已很少有肿瘤需行胸腹联合切口，以求得足够的暴露。手术中首先应进行腹腔探查，先应探查肝脏有无转移，然后是查看主动脉和肾门周围有无肿大的淋巴结。如发现可疑肿瘤转移，则可切取淋巴结活检。

触诊探查对侧肾脏，尽管各种影像学检查可以基本除外双侧肿瘤的可能性，术中仍需仔细探查，可疑有肿瘤病变时应取活检。然后再探查患侧肿瘤大小、侵犯范围、肿瘤活动度和与周围脏器的关系。

依据肿瘤手术的基本原则，首先处理肾蒂的肾动脉和肾静脉，以防止手术过程中血缘性肿瘤转移的可能性。但在实际手术操作过程中，因肿瘤多比较巨大，仍存在一定的困难。此时可先切开后腹膜、游离患肾，然后再暴露肾门，处理肾蒂，注意避免首先结扎肾静脉，导致血液回流受阻，肿瘤胀大，容易发生肿瘤破裂。如果肾静脉内有瘤栓，需要先取出瘤栓，再结扎肾蒂，然后完整切除瘤肾。操作应轻柔以免肿瘤破溃，如破溃，局部复发机会将增加一倍。目前认为淋巴结清扫并不能改善预后，只应切取淋巴结活检以确定肿瘤分期。如肿瘤向周围浸润固定，已无法完全切除，则应在肿瘤残留组织附近留置银夹，作为放疗的标记。待 3~6 个月后再次行手术探查予以切除。

2. 术前综合治疗　近 30 年来治疗上的重要进展是联合化疗，显著提高了肾母细胞瘤患者的存活率。必要的术前化疗是很重要的治疗手段。肿瘤过大、估计不易切除时，应用化疗和放疗，待肿瘤缩小、包膜增厚后，再行手术，可以减少手术中肿瘤破溃扩散的危险，提高肿瘤完整切除率。

（1）术前化疗：肿瘤较大，估计手术切除有一定难度的患者，可给予 VCR + ACTD 化疗 6~12 周，VCR 剂量为 1~2mg/m² 体表面积，每周一次，不宜超过 10 周。ACTD 进行 1~2 个疗程，中间间隔 6 周，每个疗程每天 15μg/kg，连用 5 天。每天的剂量不得超过 400μg。

（2）术前放疗：术前放疗主要用于化疗效果不明显的病例，可在 6~8 天内给予 800~1 200cGy 的照射，并在照射后 2 周内行肿瘤切除术。亦有人认为术前化疗不宜进行，一方面是诊断尚未明确，容易造成错误治疗；另一方面，术前放疗可能影响活检病理组织类型分析，造成组织中间变型检出率降低，掩盖正确的组织分型，影响术后化疗方案的确定。

3. 术后综合治疗　如下所述。

（1）术后化疗：术后化疗是近年来肾母细胞瘤患者存活率提高的主要原因。NSWT 的一系列研究，使术后化疗的效果提高，不良反应受到控制，避免了不必要的化疗并发症。NWTS 于 1995 年提出，认为小于 2 岁的 I 期肿瘤患儿术后可不需任何化疗，而对预后较差的组织类型患者提出强化治疗的方案。

（2）术后放疗：良性组织类型 I、II 期和间变型 I 期手术后放疗对预后无明显影响，无须进行。放疗目前主要用于良性组织类型 III、IV 期及间变型 II~IV 期。术后 48 小时与术后 10 日开始放疗，疗效相同，但若晚于 10 日，局部肿瘤复发机会明显增多。早期放疗并不影响伤口的愈合。术后放疗的剂量为手术野照射 2 000cGy，有全腹播散的病例可行全腹照射。如局部有肿瘤残留，可以追加照射 500~1 000cGy。1 岁以内的患儿可仅照射 1 000cGy，以避免影响发育。

（七）双侧肾母细胞瘤

双侧肾母细胞瘤占肾母细胞瘤病例的 4.4%~9%，以往的治疗方法是双侧单纯肿瘤切除或切除一侧大的瘤肾，对侧行活体检查或肿瘤切除。目前，由于化疗的进步，手术治疗应以保留肾组织为原则。手术首先进行双侧探查，并行肿瘤活检。仅在可以保留肾脏组织超过 2/3 时，才行肿瘤切除活检术。根据肿瘤活检结果，以分期最高的肿瘤组织类型确定化疗方案。经过 6 周到 6 个月的化疗，然后进行第二次手术探查，术中如部分肾切除即能去除肿瘤，则行肾部分切除术；否则，便再次关腹，术后继续化疗和放疗。6 个月之内，行第三次手术探查，本次在保留肾组织的同时，应尽可能进行彻底的切除。

双侧肾母细胞瘤对化疗的敏感性与单侧肾母细胞瘤相同，因此，化疗是双侧肾母细胞瘤的重要治疗手段。而对化疗不敏感的病例，放疗的效果也很差。对于双侧肾母细胞瘤，影响预后的主要因素仍是肿瘤分期和组织类型。由于多数双侧肾母细胞瘤为良好组织类型和 I 期肿瘤，双侧病变经治疗后 3 年存活率可达 76%。

（八）预后

随着综合治疗的发展，尤其是配合手术的术前化疗和术后化疗、放疗的应用，肾母细胞瘤患者的预后有了极大的改善。目前，肾母细胞瘤患者的 4 年无瘤生存率为 75%～85%。肾母细胞瘤预后的主要因素是：

1. 肿瘤组织类型　肿瘤存在间变，明显影响肿瘤的预后。Wilms 瘤患者中存在未分化型肿瘤组织的占 5%，而这 5% 的肿瘤复发率为无间变型肾母细胞瘤的 4 倍，死亡率为无间变型肾母细胞瘤的 9 倍。组织结构良好型肿瘤患者 5 年生存率为 83%～97%，而组织结构不良型为 55%～68%。随着化疗的发展，肾透明细胞瘤的预后明显改善，5 年生存率为 75%，而横纹肌肉瘤预后仍很差，5 年生存率为 26%。

2. 肿瘤分期因素　肿瘤浸润程度和淋巴结的转移，都对肿瘤患者的预后有着明显的影响。

（1）血行转移：不管是肺部转移，还是肝脏、骨骼、脑部转移的存在，都将影响患者的预后。术后化疗可以明显改善存在血性转移的患者预后。

（2）淋巴结转移：淋巴结是否转移对预后的影响很大，因为肿瘤淋巴结转移是分期中的重要因素。淋巴结无转移的患者的 4 年生存率为 82%，而淋巴结转移的患者的 4 年生存率仅为 54%。

（3）肿瘤局部浸润程度：有无假性包膜的存在，以及肾内静脉的浸润，都将明显影响预后。

## 四、肾脏良性肿瘤

（一）肾血管平滑肌脂肪瘤

肾血管平滑肌脂肪瘤又被称为错构瘤（hamartoma），肿瘤组织由血管、平滑肌和脂肪组织组成，占肾肿瘤的 2%～3%。本病的好发人群 40 岁以后的女性，小儿少见。国外报道有 40%～50% 的病例伴有结节性硬化症，但国内的统计并非如此，多数不伴有结节性硬化症。由于肿瘤血管成分丰富，管壁没有弹力组织，因此易发生肿瘤内出血或肿瘤破裂出血，而出现腹痛、腰腹部肿块等表现。若肿瘤破溃后进入腹腔，可有急腹症的表现，甚至出现休克。

1. 诊断　如下所述。

（1）临床表现：多出现在肿瘤内出血或肿瘤破裂出血时，突然出现腹痛，查体腰腹部有增大的肿块，有时伴有肉眼血尿。仔细询问病史也无明确外伤史，应考虑错构瘤出血的可能。

（2）B 超检查：可见肾内的占位性病灶，有脂肪和血管表现为高回声及肌肉和出血则为低回声。肿瘤组织内有脂肪组织，超声表现为强回声，这是B超检查错构瘤特有的表现。

（3）CT检查：可见肾内密度不均的肿块，其中有CT值-40～-90HU的脂肪成分，可与其他肾肿瘤鉴别。

2. 治疗　错构瘤是良性肿瘤。一般认为，肿瘤直径在3cm左右，诊断明确，无症状者，可定期随访；若肿瘤直径在5cm以上，或增长较快，伴有疼痛时，可行手术治疗，作肿瘤剜除术。不能除外肾癌者应行手术探查，术中首先行肿瘤切除，并送冰冻病理，如为恶性肿瘤，则应行根治性肾切除术。双侧肾错构瘤或伴有结节性硬化症者，应该定期随访，酌情对症处理。

### （二）肾球旁细胞瘤

又称为肾素分泌瘤、肾素分泌球旁细胞瘤等，多见于青少年和中青年。肿瘤来源于肾小球旁细胞，肿瘤多为单侧，瘤体直径一般在3cm以下。病理特征为纺锤形细胞，胞质内有大量嗜酸颗粒体，自主分泌肾素，致肾素-血管紧张素-醛固酮系统活性增强，水、电解质紊乱。临床少见。主要表现为高血压和高肾素血症。偶伴低血钾和高醛固酮，可有多尿、夜尿，神经肌肉功能障碍等表现。实验室检查有低血钾、高肾素、高醛固酮。诊断明确后行肾部分切除术，与肾癌难以鉴别时行根治性肾切除术。

### （三）肾嗜酸细胞瘤

肾嗜酸细胞瘤约占肾肿瘤的3%，中老年发病。多为单发的实性、界限清楚的肿瘤。肿瘤细胞内有嗜酸性颗粒，核分裂象少见。但对于肾嗜酸细胞瘤的恶性倾向，仍有争议。有报道显示，肿瘤达到一定体积后，可侵犯肾周脂肪或出现淋巴、血管浸润。

临床多无明显症状，少数患者有血尿、腰痛、肿块等类似肾癌的表现。由于临床少见，对该病的认识尚不完善。肿瘤体积小时，影像学上与肾癌鉴别困难。所以不能除外肾癌的患者，应尽早行根治性肾切除术。

（王　磊）

## 第二节　输尿管肿瘤

输尿管肿瘤少见，占泌尿系肿瘤的1%～2%，男性与女性之比为2∶1，患者年龄大多在50岁以上。息肉、乳头状瘤等常用局部切除来治疗的良性肿瘤少见，大部分为恶性肿瘤。输尿管恶性肿瘤中97%为上皮肿瘤，其中90%以上为移行上皮细胞癌，其余为鳞癌、腺癌，非上皮性恶性肿瘤包括平滑肌肉瘤、血管肉瘤等，罕见。输尿管凝结物的长期刺激与慢性炎症与鳞癌的发生有关。上皮细胞肿瘤的发病原因及病理与膀胱癌类似。本节主要讨论输尿管移行细胞癌，2/3的输尿管移行细胞癌发生在输尿管下段，另外将近1/3见于输尿管中段，输尿管上段少见。输尿管移行细胞癌有时在同侧输尿管及肾盂可出现多发性肿瘤，偶可见于对侧同时发生，30%～75%的输尿管肿瘤同时或异时伴有膀胱肿瘤，常位于同侧输尿管口附近。恶性程度高及浸润深的肿瘤很易发生淋巴结转移，常见腹主动脉、下腔静脉旁、同侧髂总、盆腔淋巴结转移。血行转移至肝、肺及脊柱等器官，p53基因异常与高分级的输尿管移行上皮癌易发生种植转移。血尿和疼痛是常见的症状，75%以上的病例出现肉眼或镜下血尿，全程血尿伴细长血块提示出血来自上尿路。30%的病例出现腰痛，多为隐痛，绞痛仅见于血块通过输尿管时。诊断主要依据静脉尿路造影及逆行输尿管肾盂造影。在造影片上可见到输尿管有充盈缺损及梗阻等表现。梗阻严重者可引起患侧肾功能损害而不显影。尿细胞学检查在恶性程度较高的病例癌细胞的阳性率较高。诊断有困难时可通过膀胱镜行输尿管擦刷活检或进行输尿管肾镜检查。经皮顺行输尿管镜活检仅用于其他方法不能明确诊断时。CT有助于肿瘤分期及输尿管癌与尿酸凝结物的鉴别，软组织肿瘤 CT 值平均 46Hu（10～70Hu），而尿酸凝结物的 CT 值常大于 100Hu（80～250Hu），MRI 尿路成像也有助于输尿管移行细胞癌与凝结物的鉴别。输尿管癌一般应将肾、输尿管及输尿管口周围膀胱壁一起切除。区域淋巴结清扫有助于明了患者的预后，但并不能明显提高其治愈率。$T_0$、$T_1$ 期输尿管癌可考虑行节段性输尿管切除术，单个表浅或乳头状恶性程度低的输尿管癌可行腔内治疗，术后要密切随访注意复发，孤立肾或对侧肾功能严重不良时要考虑保留肾脏的治疗，放疗及化疗的效果不好。

（王　磊）

# 第三节　膀胱肿瘤

膀胱肿瘤是我国泌尿生殖系肿瘤中最常见的肿瘤。膀胱肿瘤的发病率在男性比女性高，城市居民比乡村高，工业发达的国家比工业不发达国家高。移行细胞癌在膀胱癌中最常见。

## 一、概述

### （一）病因

膀胱肿瘤的病因复杂，但现在对它已有了进一步的了解。许多因素与膀胱癌形成有一定关系。

（1）染料工业等引起职业性膀胱肿瘤：从动物实验和流行病学研究，确认 β-萘胺、4-氨基联苯、联苯胺、α-萘胺等是膀胱致癌物质。接触这一些致癌物质后发生膀胱肿瘤的潜伏期为 3～30 年，平均为 20 年左右。这些致癌物质是通过皮肤、呼吸道或消化道进入人体，在尿中以邻羟氨基酚类物质排出而使尿路上皮细胞癌变的。此外，从事橡胶、纺织印染、电缆、油漆、燃料、皮革、印刷、焦油和农药等行业的工人也有膀胱肿瘤的高发现象，但其特异性的致癌物质并未十分明确。

（2）人体色氨酸代谢异常：烟酸是色氨酸正常的最终代谢物，中间产物如 3-羟犬尿氨酸、3-羟邻氨基苯甲酸和 3-羟-2-氨基-苯乙酮，均属邻羟氨基酚类物质。在膀胱癌患者中尿内色氨酸中间代谢产物较正常人为高。

（3）吸烟与膀胱肿瘤有一定关系，是一种重要的体外诱因：吸烟者膀胱癌发病率 4 倍于非吸烟者，而且与吸烟的量有关。肿瘤的分级、分期及肿瘤复发率在吸烟者比不吸烟者高。另外吸烟能阻断色氨酸正常代谢使致癌性中间代谢物积累。

（4）慢性膀胱炎症和其他感染在膀胱肿瘤发生中也起重要作用，病变大多为鳞状细胞癌。长期膀胱凝结物、先天性膀胱外翻、膀胱憩室和长期留置导尿管易并发膀胱癌。有 2%～10% 长期留置导尿管的截瘫患者出现膀胱肿瘤。在埃及血吸虫病流行地区内膀胱癌发病率升高。

（5）长期大量使用镇痛药如非那西汀能引起肾盂及膀胱移行上皮癌，此药结构与苯胺染料相似。

（6）使用糖精或仙客来（环己氨基磺酸盐，cyclamate）等人工甜味品，在动物实验中有致癌性，但在实验时使用的浓度远高于人日常生活所使用的浓度，在人类膀胱肿瘤的致癌作用未获证实。

（7）有报道认为饮用咖啡和茶与膀胱肿瘤有关，有人认为烤咖啡豆的烟灰是一种有效的诱变物。但这些饮料被广泛消耗，并常同甜味剂一起用，因此，是否有致癌作用仍不明确。

（8）患子宫颈癌接受盆腔放疗的女性发生膀胱肿瘤的危险性比普通女性增加 2～4 倍，这些肿瘤在诊断时往往是高分级和局部浸润性膀胱癌。

（9）有报道膀胱肿瘤有遗传倾向，有特殊 HLA 亚型的人患膀胱肿瘤的危险性要高于普通人，但仍需进一步研究证实。

（二）病理学

构成膀胱的各种组织均可发生肿瘤，分为两大类：①发生于上皮组织的肿瘤：在所有膀胱肿瘤中，上皮性肿瘤占98%，其中移行上皮性肿瘤占95%，在临床上占重要地位，移行上皮性肿瘤包括乳头状瘤、乳头状癌及浸润性癌三种。其余包括腺癌及鳞癌。②从间叶组织发生的肿瘤。

（1）乳头状瘤：乳头状瘤主要发生年龄在 60～69 岁，男性多于女性。乳头状瘤可发生在膀胱任何部位，侧壁最常见，其他为三角区和输尿管开口部。膀胱镜下所见肿瘤为红色隆起，有柔软细长的蒂，肿瘤的大小为 1～5cm。乳头由 5～7 层形如正常的移行细胞覆盖，有清楚的纤维组织及血管中心束。瘤细胞呈栅栏状排列，上皮有轻度和不规则增厚，但细胞分化良好，核分裂象不明显，约1/3病例有不同程度的非典型性增生。肿瘤可单发或多发，乳头状瘤遍及膀胱各部时称为膀胱乳头状瘤病。乳头状瘤有复发的特点。5 年内复发率为60%，其中15%～20%有癌变，多在术后 1 年内复发。但亦有一次治疗后永不复发的。

与上述乳头状瘤生长方向相反的称为膀胱内翻型乳头状瘤，不常见。病理表现为膀胱黏膜下肿块，上覆以正常的移行上皮，肿瘤细胞由此层上皮向下生长，形成许多交接的移行上皮索等。

（2）乳头状癌：最多见。分为绒毛乳头状和乳头状移行上皮癌。病理特点是各乳头粗短融合，瘤蒂粗短或无蒂而基底宽，瘤表面有坏死或钙盐沉着。肿瘤可向下侵犯基底膜及肌层。镜下见乳头的移行上皮层次增多，癌细胞排列紊乱，细胞形态明显差异，纤维血管轴心不像乳头状瘤那么明显，可见核分裂象及有巨核细胞，核胞质比例增大，染色质浓染。肿瘤不同程度地保持移行上皮的特性。

（3）浸润性癌：又称非乳头状癌、实性移行细胞癌。此型恶性程度高。肿瘤为白色、扁平或呈结节性团块，无明显的乳头形成，肿瘤常侵犯膀胱全层，表面不平，有溃疡形成，或有坏死及钙盐沉着，肿瘤的边缘可高起呈结节状。早期向深处浸润，发生转移早，80%～90%肿瘤在确诊时已有肌肉浸润。肿瘤起自移行上皮，瘤细胞大小不等，形成索条状或巢状，有大的异形细胞核，常见异常核分裂象，偶见高度恶性小细胞，类似肺燕麦细胞。肿瘤局部可有鳞状化生和假腺腔结构。在肿瘤周围和膀胱其他部位常见明显的上皮异常或原位癌。非典型增生和原位癌是该肿瘤的常见起源。

（4）原位癌：是一特殊的移行上皮性肿瘤，恶性程度高。原位癌分为两类，一类为原发性原位癌，另一类为原位癌伴有其他类型癌。表现为扁平斑片，边缘不清或呈颗粒状隆起，黏膜充血。开始时局限于移行上皮内，形成稍突起的苔藓状红色片块，不向基膜侵犯，但细胞分化不良。细胞间黏附性丧失，细胞容易脱落而易从尿中检出。常与恶性度高的、分化不良或浸润深的膀胱癌同时存在，在局限性膀胱癌作多处膀胱活检时原位癌的发生率为3.2%，对膀胱全切标本作系列切片时原位癌发生率可达90%。原位癌的分布有时比较散在，远离原来的肿瘤，提示作膀胱活检时要从多处获取组织。当在膀胱肿瘤周围上皮有原位癌时，5年内多复发为浸润性。从原位癌发展为浸润性癌一般需1~1.5年，有长达20年者，而有些却长期静止。

（5）腺癌：又称胶样癌、黏液腺癌或印戒细胞癌，属少见的膀胱肿瘤。肿瘤好发于膀胱顶部，起源于脐尿管残余，其次好发部位为膀胱基底部。慢性刺激病变亦能引起移行上皮的腺性上皮化生，导致腺性膀胱炎或囊性膀胱炎，继而发生腺癌。肿瘤由大小形状不同的腺体构成，腺体被覆分泌黏液的柱状或立方细胞和多数杯状细胞，形成向外突出的小袋，有时有囊性扩张。腺体内的黏液量差异颇大，偶尔肿瘤由大量黏液性印戒细胞组成，黏液存在于肿瘤细胞内，聚集成黏液湖。腺癌的扩散与移行细胞癌相似，转移最常在淋巴结、肝脏、肺和肾。

（6）鳞状细胞癌：亦属罕见，发病与慢性刺激导致鳞状上皮化生有关。有报告局灶性鳞状上皮化生可达60%，但只有在肿瘤各部出现一致的病理改变时才能诊断为鳞状细胞癌。国内有不少膀胱凝结物伴发鳞状细胞癌的报道，一般说来膀胱鳞状细胞癌比移行上皮癌恶性度高，发展快，浸润深，预后不良。

（7）非上皮性肿瘤：即来自间叶组织的肿瘤，约占全部膀胱肿瘤的2%。见于文献者有血管瘤、淋巴管瘤、平滑肌瘤、平滑肌肉瘤、嗜铬细胞瘤、恶性黑色素瘤、浆细胞瘤、纤维瘤、纤维肉瘤、癌肉瘤、组织细胞瘤、软骨瘤、骨肉瘤等。

（三）分期和分级

分期是指膀胱肿瘤的浸润深度，对于膀胱移行上皮性肿瘤目前有主要两种分期方法：一种是JSM法；另一种最常用的是国际抗癌协会（UICC）提出的TNM法。国际抗癌协会（UICC）拟定TNM肿瘤分期的原则为：①浸润限于膀胱壁（T）。②浸润达骨盆及腹部淋巴结（N）。③有其他器官转移（M）。

分级是指肿瘤的恶性程度。目前主要采用WHO倡议的三级分期法，即$G_1$高分化；$G_2$中分化；$G_3$低分化。其浸润深度与淋巴结转移关系见表5-2，表5-3。

**表5-2　肿瘤在膀胱壁的浸润深度与淋巴结转移的关系**

| 病理分期 | 阳性淋巴结（%） | |
| --- | --- | --- |
| | Skinner 等 | Smith 和 Whitmore |
| $P_1$ 和 Pis | 5 | 3 |
| $P_2$ | 30 | 8 |
| $P_{3a}$ | 31 | 47 |
| $P_{3b}$ | 64 | 47 |
| $P_4$ | 50 | 42 |

注：$P_1$：侵及固有膜；Pis：原位癌；$P_2$：侵及浅肌层；$P_{3a}$：侵及深肌层；$P_{3b}$：侵及膀胱周围脂肪；$P_4$：侵及盆腔壁、前列腺、阴道或子宫。

表5-3 临床分期和淋巴结转移的关系

| 临床分期 | 转移率（%） |
| --- | --- |
| T₁（达黏膜下层） | 5 |
| T₂（达浅肌层） | 13 |
| T₃（达深肌层或周围脂肪） | 18 |
| T₄（侵入邻近器官） | 44 |

肿瘤的分期与分级有内在的联系，大多数的细胞分化好或中等的（分级低）为表浅性肿瘤，而细胞分化差的（分级高）常为浸润性肿瘤（图5-1）。

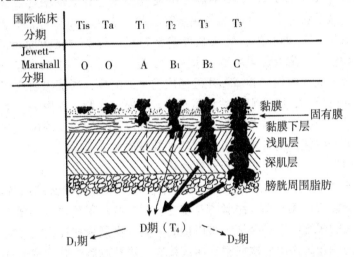

图5-1 膀胱癌的分期示肿瘤浸润深度与临床分期的关系

## 二、临床表现

膀胱肿瘤多见于男性，发病率高于女性3~4倍，50~70岁发病最高，占50%。

血尿是膀胱癌最常见的症状，也常是最早的症状。大多为肉眼血尿，少数为镜下血尿。多为无痛性全程血尿，偶尔为终末血尿，都是间歇出现。血尿及贫血程度一般与肿瘤的严重性成正比，但在极少数情况一个小的乳头状瘤也可以引起严重的血尿。出血量多少不一，血尿严重时可出现血块，有时可发生排尿困难。当血尿自行停止时可造成疾病已愈的错觉，以致延误就诊。

其他的症状包括尿频、尿急和尿痛等，表示肿瘤有坏死、浸润膀胱壁或者肿瘤位于膀胱颈部。原位癌常在确诊前数月就有类似膀胱炎的症状。位于膀胱颈或带蒂的肿瘤有时能引起排尿困难或尿潴留。起源于脐尿管的腺癌则首先表现为耻区肿物。

肿瘤坏死组织脱落时，尿液中有腐肉样组织排出，肿大的转移盆腔淋巴结压迫髂静脉及淋巴管后可引起下肢水肿，有腰椎、骨盆转移时可引起腰背部疼痛。晚期膀胱癌大多有大量血尿、排尿困难、尿痛、尿潴留及膀胱区严重疼痛等症状。

## 三、诊断

凡有原因不明的血尿（肉眼或镜下）或膀胱刺激症状的患者，特别是年龄40岁以上者，都应考虑到膀胱癌的可能，必须进一步做详细检查。膀胱肿瘤的诊断应明确肿瘤的部位、范围、大小、数目、恶性程度、浸润深度及有无转移，作为治疗的依据。

1. 膀胱镜检查　它可以直接看到膀胱肿瘤的形态是乳头状还是实性、团块状，有血管蒂存在还是广基，其他如肿瘤所在部位、数目、大小等皆可观察，并可取活组织检查（图5-2），但原位癌常不能被见到。膀胱镜检查初步可以鉴别肿瘤是良性或恶性。良性乳头状瘤的蒂很细，乳头分支细长、透明，随着膀胱冲洗液漂动，有时还可见到上面的毛细血管，附近的膀胱黏膜正常；原位癌（Tis）可见黏膜上似天鹅绒突起的红色区域，外观与充血和增生的黏膜相似，膀胱镜检查时出现激惹或痉挛者说明有广泛的原位癌，应多处取活检证实；乳头状癌多数为表浅的 $T_0$、$T_1$ 期肿瘤，单发或多发，肿瘤局限在黏膜或黏膜固有层，蒂细长，蒂上长出绒毛状分支，在膀胱内注水时，肿瘤乳头在水中漂荡，犹如水草；结节、团块乳头状癌常为 $T_2$、$T_3$ 期肿瘤，乳头状癌的蒂较粗，乳头分支短而粗，有时像杨梅状，往膀胱注水时活动较少，附近黏膜增厚、水肿；浸润性癌常为 $T_3$、$T_4$ 期，无蒂，境界不清，局部隆起，表面褐色或灰白色，肿瘤坏死处形成扁平的溃疡，溃疡出血或有灰白色脓苔样物沉淀，边缘隆起并向外翻，肿瘤附近黏膜不光洁、增厚、水肿、充血。大多数膀胱移行细胞肿瘤位于膀胱底部，包括三角区及其附近的膀胱侧壁以及输尿管口周围。有些肿瘤位于膀胱顶部或前壁，一般膀胱镜不易发现，可应用软性膀胱镜弥补此缺点。除单纯的乳头状瘤外，要做多处膀胱活检以了解有无上皮变异或原位癌。

2. 尿脱落细胞检查　凡疑有尿路上皮细胞肿瘤但尚未得到确诊的患者均应进行尿脱落细胞检查。由于无痛苦和无损伤，患者容易接受。尿的收集很重要，容器必须清洁，以新鲜尿为好，搁置长久的尿细胞容易破坏，难以诊断。第一次晨尿往往夜间在膀胱内停留时间较长，影响诊断，因此建议送第二次或新鲜尿液检查。脱落细胞的阳性率与肿瘤的恶性程度有较密切的关系。因恶性程度愈高，癌细胞之间的黏附力愈差，从而愈容易脱落。据 Nelson 报告，分化好的乳头状移行细胞癌 I 级阳性率仅 10% 或更低，II 级阳性率 50%，III 级阳性率 90%，而原位癌为未分化癌，其阳性率接近 100%。在安排膀胱镜检的同时进行尿细胞学检查，可以增加肿瘤细胞的检出率，一般阳性率约为 80%。

3. 流式细胞术（flow cytometry，FCM）　是 20 世纪 80 年代开展的一种诊断肿瘤的新方法。此法对膀胱癌的诊断与尿液的脱落细胞检查同样准确。本法主要是测量细胞核 DNA 含量，按其数据经电脑处理得出结果，可以用于检查尿细胞（可用膀胱冲洗液或肾盂冲洗液）及石蜡标本的回顾性研究。可以对肿瘤的发展情况、治疗效果和有无复发做连续观察。检查时用导尿管或 Ellick 膀胱排空器以 50ml 生理盐水用力冲洗膀胱，共 5~10 次。收集冲洗液中的上皮细胞，制备成混悬液。然后将细胞中的 DNA 及 RNA 染色，将染色的细胞以高速度通过石英管道，用蓝色激光束交叉照射此细胞行列，在激光下 DNA 产生绿色荧光而 RNA 产生红色荧光。用计算机分别记录每秒钟通过的绿色及红色细胞数量。正常人体各器官的细胞核 DNA 含量相同，表现为恒定的二倍体波型。在正常细胞向癌细胞转变或恶性度增长的过程中，DNA 含量增多，可出现近二倍体及二倍体以上的非整倍体。若用数字表示，则非整倍体超过 15% 时为阳性。凡发现这些情况者，即可诊断为癌。用 FCM 诊断膀胱癌，阳性率最高者为原位癌。一般认为二倍体及近二倍体的膀胱肿瘤在存活及复发方面无明显差异，术后无瘤存活者多为二倍体及近二倍体肿瘤，而肿瘤复发转移或死亡多为非整倍体肿瘤。非整数倍体出现率增高提示肿瘤多有浸润性，恶性度高，易复发及转移，预后不良。流式细胞术对膀胱上皮细胞肿瘤的诊断优点是 DNA 含量的测定是一种定量检查，检查结果有客观数字可作比较。在手术、化疗或放疗后作定期随访，可判断疗效，了解肿瘤有无消退或复发。但 FCM 是一个费用昂贵的检查手段，尚难广泛采用，在严重尿路感染患者，常易产生假阳性。

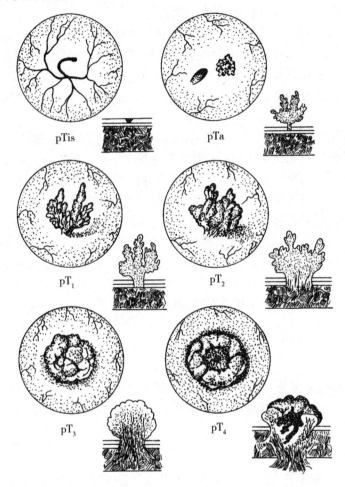

**图 5 – 2　膀胱肿瘤（Tis、Ta、$T_1$、$T_2$、$T_3$、$T_4$ 期及膀胱镜所见）**

4. 影像细胞分析术（image cytometry，ICM）　是近期开展的新技术，该技术采用计算机控制的荧光显微镜，能连续自动对每一个细胞的细胞核进行扫描和成像，可以测每一个细胞的 DNA 含量，对早期诊断膀胱癌有实用价值。由于 ICM 能检测每一个细胞的 DNA 含量，因此，只需少量的细胞就足够了，而 FCM 却需要大量的细胞。FCM 和 ICM 的联合应用，起到相辅相成的作用，可提高膀胱癌早期诊断的准确率。

5. B 超　在国内经腹壁或经尿道作 B 型超声扫描已广泛应用于膀胱肿瘤的诊断，可发现直径 0.5cm 以上的肿瘤，并可了解肿瘤对膀胱壁浸润的深度。经尿道膀胱腔内 B 型超声扫描对膀胱浸润判断准确率可达 93%，但超声检查不能清晰地显示区域淋巴结是否肿大，对于体积较小的位于前壁的肿瘤容易漏诊。

6. CT 检查　主要应用于有浸润的膀胱癌，能较准确地了解膀胱肿瘤的浸润深度，更准确地分期。CT 扫描与病理检查分期结果符合率达 90%。CT 检查前在膀胱内充盈尿液或盐水，需要时可充盈造影剂后进行，CT 能清晰显示 1cm 左右的膀胱内肿瘤，可分辨出肌层、膀胱周围脂肪浸润及精囊有无浸润，显示肿瘤是否侵入直肠、前列腺等邻近器官，有无盆腔肿大的淋巴结。但 CT 不能判断肿大的淋巴结是否为转移引起，这需要结合其他临床情况综合考虑。CT 对憩室内癌和膀胱壁内癌诊断有特殊意义。

7. 磁共振成像（MRI） 在判断膀胱肿瘤分期时具有更多优点，可进行矢状和冠状断面成像，有助于诊断。尿为高强度信号而膀胱壁相对低强度。对膀胱穹隆部、底部容易和前列腺、尿道分辨。对膀胱顶部和底部的肿瘤采用矢状位和冠状位扫描，比 CT 更清楚地显示肿瘤的浸润深度和膀胱外淋巴结。MRI 对膀胱癌诊断的准确率为 64% ~95%，高于 CT 的准确率 40% ~81%。

8. 静脉泌尿系造影 在膀胱肿瘤的诊断上是必需的，应作为膀胱癌的常规检查。主要目的是了解上尿路同时有无肿瘤、积水及肾功能情况。尿路上皮性肿瘤有多发性的特点，膀胱肿瘤同时伴有肾盂或输尿管肿瘤占 7.4%。若上尿路显影不清楚，则在做膀胱镜检时应做逆行性肾输尿管造影。静脉尿路造影在输尿管口周围有肿瘤的患者，必须获得同侧肾盂输尿管十分清晰的造影，以观察有无肿瘤。

9. 经足背淋巴造影 可显示肿大淋巴结的结构，对判断有无转移有帮助，但淋巴造影有时也很难分辨，且淋巴造影是很细致费时的检查方法，还没有在临床上推广。在 CT 指引下对肿大淋巴结作细针抽吸活检是一个可行的膀胱肿瘤分期方法，对决定治疗方案有帮助。淋巴造影及细针穿刺抽吸做细胞学检查对诊断盆腔淋巴结有无转移有一定价值，但发生假阴性的机会较多。

## 四、治疗

膀胱癌的生物学特性差异很大，治疗方法也很多，但基本的治疗方法仍为手术治疗，放疗、化疗和免疫治疗为辅。应根据不同患者的肿瘤分期分级和具体的全身状况选择治疗方案。

### （一）表浅性膀胱癌

1. 经尿道电切或电灼术（TURBt 术） 大多数的患者能用此方法治疗，TURBt 一般适用于直径 2cm 左右的肿瘤，多发性肿瘤或较大的肿瘤可分次切除。当前 TURBt 在国内外普遍采用，效果优于膀胱部分切除术，几乎可以取代之。总的 5 年存活率为 70% ~100%，有 10% ~15% 可发展为浸润性癌，需积极治疗。在非常小的肿瘤宜用活组织钳去除送病理组织学检查，一般不主张直接电灼，因为有时小的乳头样突起并非肿瘤，如电灼未作组织学检查，有可能进行不必要的每 3 个月复查膀胱镜，增加患者的负担。组织钳必须取其蒂部基底，去除肿瘤后局部电灼。在膀胱镜检查发现平的粉红色苔状斑块，应取活检，如证实为原位癌，可以电灼，但广泛原位癌应改为膀胱灌注抗癌药物或免疫治疗。

如术后复发（膀胱其他部位出现新的肿瘤）被早期发现，可反复进行经尿道电灼或电切，一般仍可获得良好结果。有 20% 的复发肿瘤恶性程度有所增加。如乳头状肿瘤体积较大或数目较多或经内镜手术有困难时，可在耻骨上切开膀胱后行电灼或肿瘤局部切除术。

有人认为，$T_1$ 期肿瘤在手术时尽管手术者认为已经完全切除肿瘤，其实经常未被完全切除。在德国，有约大于 40% 的 $T_1$ 期膀胱癌患者在电切后 6 周，再次行电切术切除残留的肿瘤，因此可以解释为什么在电切术后立即行膀胱灌注对治疗有很大的帮助。

在 TURBt 后，随诊用膀胱镜和细胞学检查，每 3 个月 1 次，18~24 个月后，每 6 个月 1 次，共 2 年，以后每年 1 次。有人认为频繁的随访没有必要，特别是低分化的浅表性膀胱肿瘤，但有研究表明浅表性膀胱癌切除术后随访 2 年和 5 年，分别仍有 22% 和 43% 的患者有肿瘤复发，而且复发的患者中，大多数都是原先低分化的膀胱癌。虽然有报道软性膀胱镜使小部分 2mm 或更小的肿瘤被遗漏，但一般认为随着经验的提高，软性和硬性膀胱镜的效果是差不多的，但软性膀胱镜在取一般膀胱冲洗液时较麻烦，需取出软镜后再插入导尿管取膀胱冲洗液做细胞检查。如果膀胱镜检查阴性，而膀胱冲洗液为阳性，则需进一步检查。如果细胞学检查发现严重的异形细胞，为分化低的乳头状肿瘤细胞，则有必要检查整个尿路，有选择性地进行膀胱黏膜活检。如果是高分化的膀胱癌，细胞学检查仍有用，因为通过术后几周的膀胱冲洗液细胞学检查，能了解肿瘤切除是否彻底。每次检查需相隔多久还有争议。如果有膀胱输尿管反流，分级高的表浅膀胱癌、原位癌或输尿管开口附近的肿瘤，发生输尿管后肾盂癌的可能性比较大。如果在第一次手术时，尿路造影未见异常，则不需要太频繁的上尿路检查。

2. 全膀胱切除　全膀胱切除很少用于表浅性膀胱肿瘤的治疗，除非是有症状的、弥散的、不能切除的乳头状肿瘤，不能用膀胱内治疗的情况。在经过选择的患者中，全膀胱切除的生存率相当高。Bracker 等报道，$T_0$ 和 $T_1$ 期的膀胱癌在行全膀胱切除术后，生存率接近正常人的自然死亡率。Freeman 等人报道，对分级高且传统方法难治的膀胱癌患者行全膀胱切除术，5 年生存率约为 80%，死亡的大多是那些在手术时已有肌层浸润的膀胱癌患者。其实，在那些分级高，经常复发的表浅性肿瘤或原位癌，可能在行全膀胱切除术时，大约有 1/3 的患者实际上已有显微镜下的转移或肿瘤外侵的情况，约 1/2 的患者已有高分期的癌变（如肌肉浸润或更甚者），已经有膀胱外侵犯或远处的转移。

3. 膀胱灌注治疗　膀胱内的化疗或免疫治疗一般应用在那些有很高复发倾向的、复发性的肿瘤，以及分级高伴有尿道上皮不典型增生等情况。塞替派和 BCG 是最便宜且有效的药物；阿霉素和 α 干扰素的价钱较贵；丝裂霉素最贵。BCG 现在被认为是最有效的膀胱灌注药物，但合适的疗程和剂量仍有争议。患者如果用一种药物膀胱灌注失败，可以换一种药物有效地得到治疗。此外，还有其他许多实验性的药物用来治疗表浅的膀胱癌，通过生物机制作用包括溴匹立明（bropirimine，一种口服药），肿瘤坏死因子，TP40（TGF - α - 假单胞菌外毒素合成物），IL - 2 等。

（1）塞替派（thiotepa）：塞替派于 1960 年开始用于膀胱内化疗。是一种烷化剂，阻止核酸合成蛋白质。一般剂量是 1mg/ml，用 30mg 塞替派溶于 30ml 生理盐水，通过导尿管注入膀胱，保持 2 小时。一般的治疗方案是每周 1 次，共 6~8 周，然后每月 1 次共 1 年。有报道塞替派对未经其他治疗的膀胱肿瘤进行灌注化疗，约 35% 的患者肿瘤完全消退，约 25% 的患者肿瘤部分消退。塞替派也用于在切除肉眼可见的肿瘤后膀胱内灌注，防止肿瘤复发。有研究膀胱癌患者术后 2 年随访有塞替派膀胱灌注可使肿瘤的复发率从 73% 下降到 47%，其中对分级低的肿瘤治疗效果最好，另有 16% 的塞替派治疗患者有肿瘤进一步浸润和转移。塞替派对原位癌的治疗效果不佳。研究比较，患者在行 TURBt 术后分别接受 3 种药物，塞替派 30mg 溶于 50ml 注射用水、阿霉素 50mg 溶于 50ml 注射用水和顺铂 50mg 溶于 50ml 注射用水，每周 1 次共 4 周，然后每月 1 次共 1 年。研究表明塞替派比其他两种药作用时间更长久，顺铂的过敏性较小，阿霉素的化学性膀胱炎最常见。塞替派由于分子量小

（198），故容易通过尿路上皮吸收，有15%~20%的患者发生骨髓抑制，故每次塞替派治疗前应先检查血白细胞和血小板计数。

（2）丝裂霉素（MMC）：丝裂霉素是一种抗生素化疗药物，它的作用是抑制DNA的合成，分子量为334，比塞替派高，因此很少被尿路上皮吸收，大约只有1%的膀胱内丝裂霉素被吸收。MMC的治疗剂量一般为40mg溶于40ml生理盐水，每周1次，共8次，以后每月1次，共1年。MMC对未治疗的膀胱肿瘤或塞替派治疗无效的膀胱肿瘤有效。有人报道，约40%的患者有肿瘤完全消退，约另有40%的患者有肿瘤部分消退。MMC的不良反应是10%~15%患者有化学性膀胱炎，从而引起膀胱痉挛；5%~15%的患者有膀胱壁钙化、生殖器皮肤疹。

（3）阿霉素（adriamycin）：阿霉素是一种抗生素化疗药物，它的分子量为580，故极少被尿路上皮吸收。治疗表浅性膀胱癌的剂量有各种各样，但至少要有50mg的阿霉素膀胱灌注。治疗方案有从每周3次到每月1次，约少于50%的患者有肿瘤完全消退，33%的患者有肿瘤部分消退。在分级低和分级高的患者中，治疗效果无明显的差别。

在用于预防膀胱肿瘤复发的治疗中，阿霉素60~90mg（1mg/1ml $H_2O$），从每3周1次到每3个月1次的方法都有。阿霉素的不良反应主要是化学性膀胱炎，在许多患者中的膀胱刺激症状表现很严重，一小部分患者发展成为永久性的膀胱挛缩。

（4）BCG：Morale等人在1976年开始最早应用BCG膀胱灌注治疗膀胱肿瘤。BCG膀胱内灌注的作用机制有人认为是一种炎症反应，亦有认为是一种非特异性免疫反应。

一般的临床应用指征是：①治疗Tis。②防止肿瘤复发。③治疗残留的乳头状移行细胞癌。其中第三种情况由于大多数的肿瘤都能被完全切除而很少见。

BCG现在有膀胱灌注、皮下注射及口服三种给药途径，试验证明这三种方法都是有效的，但目前看来皮下注射是没有必要的。肿瘤内注射BCG有时会引起严重的过敏反应和不良反应。

有试验证明，BCG对防止肿瘤复发是有效的。在TURBt术后加用BCG组与单纯TURBt术组比较，随访15个月，使肿瘤复发率从42%下降到17%。研究表明，BCG用来预防肿瘤复发，效果比塞替派、阿霉素和丝裂霉素好，应用BCG的肿瘤复发率在0~41%，平均20%，而不用BCG组的肿瘤复发率在40%~80%。

尽管BCG不能替代手术切除肿瘤，但BCG在不能手术切除膀胱肿瘤的患者中，有研究表明约58%的患者有肿瘤完全消退。有人认为，应在手术后10天内尽早应用BCG，但由于有出现严重并发症的危险性，故一般建议在术后至少2周后再应用BCG膀胱灌注治疗。

研究认为，BCG是治疗膀胱原位癌最有效的药物，短期随访1~2年，用BCG治疗的患者中70%的有肿瘤完全消退。尽管有超过50%患者最终仍然出现肿瘤复发，但BCG治疗失效的平均时间大于3年，而阿霉素治疗在5个月后即失效。

在第一个6周的BCG治疗失败后，原位癌进一步发展成为浸润性癌的可能性是乳头状癌的4倍，因此，在第一个6周的BCG治疗失败后，可再行第二个6周的BCG治疗，在第二个疗程治疗失败后，则需要改换手术等其他治疗。如果为分级低的表浅性肿瘤，可用TURBt术等方法；如为分级高的表浅性肿瘤，特别是复发的肿瘤，应考虑行全膀胱切除术。

尽管BCG灌注能预防和延缓肿瘤的复发，但是否能延缓向肌层浸润仍然有争议。

在BCG治疗疗程上仍有争议，但术后BCG每3周灌注一次共3个月，以后每6个月灌注一次共 3 年组与术后仅用一个 6 周的 BCG 灌注组比较，前者的肿瘤复发率要明显低于后者。

建议 BCG 的治疗剂量为 Amand – Frappier，120mg；Pasteur，150mg；Tice，50mg；Tokyo，40mg；Connaugh，120mg；Dutch，120mg。一般可用 BCG 120mg 溶于 50ml 生理盐水中，膀胱灌注每周 1 次共 6 次，以后每月 1 次共 2 年。BCG 膀胱灌注治疗的最主要不良反应是膀胱激惹症状，其他的不良反应还有排尿困难（91%）、尿频（90%）、血尿（46%）、发热（24%）、乏力（18%）、恶心（8%）、寒战（8%）、关节痛（2%）和皮肤发痒（1%），还有人出现肉芽肿性前列腺炎（6%），以上症状严重的患者需要抗结核治疗。

患者如果在 BCG 治疗后出现连续超过 48 小时的发热，且用退热药后无效，可用异烟肼 300mg/d 及维生素 $B_6$ 50mg/d 口服。如果患者症状严重，时间长，则用异烟肼，维生素 $B_6$ 及利福平 600mg/d。如果患者情况很差，则需加用乙胺丁醇 1 200mg/d 和环丝氨酸 250 ~ 500mg，bid 治疗。目前皮质醇激素尚未用于人的试验。一般认为，治疗 6 周就足够了，但谨慎起见，建议用 6 个月的疗程。

BCG 对有膀胱输尿管反流的患者也可应用，未见有明显增加并发症。但 BCG 不能用于有免疫抑制，有导尿管插入损伤的患者。有心瓣膜疾病及关节假体的患者也不是 BCG 应用的禁忌证，但是在进行尿道操作后，应预防性应用一些抗生素防止细菌性心内膜炎和其他类似的感染。

（5）表阿霉素（Epirubicin）：表阿霉素是一种阿霉素的衍生物，毒性减少，在 Ⅰ、Ⅱ 期的研究中，Kurth 等用不同剂量的表柔比星进行 8 周的膀胱灌注，22 人中有 13 人（54%）肿瘤完全消退，平均随访 35 个月，13 人中仅 8 人没有肿瘤复发而存活，大约有 13% 的患者有持续的无瘤状态，18% 的患者肿瘤有进展。表柔比星的不良反应是引起化学性膀胱炎（略高于 5%）和过敏性反应（极少），它的药物作用持续时间要比阿霉素长。表柔比星在美国没有得到应用。

（6）依托格鲁（Etoglucid）：依托格鲁在美国没有应用，而在欧洲却应用广泛。它是一种类似于塞替派的烷化物，不容易被尿路上皮吸收，引起骨髓抑制比塞替派小。1% 的依托格鲁每周一次，共 12 周，以后每月 1 次。有 45% 的患者有肿瘤完全消退，35% 的患者有肿瘤部分消退。一个随机试验表明电切后再用依托格鲁，比单纯用经尿道电切或原发的膀胱肿瘤电切后再用阿霉素来预防肿瘤复发的效果要好。但对那些复发的表浅性膀胱癌效果一般。依托格鲁还可用于治疗上尿路表浅性肿瘤。依托格鲁引起的化学性膀胱炎比塞替派严重。

（7）干扰素（IFN）：干扰素有抑制瘤细胞增生、抑制血管生成和免疫刺激的特性，一般可用 IFN – γ 和 IFN – α 2b。用 IFN – γ 治疗未经切除的膀胱乳头状癌，有 25% 的患者肿瘤完全消退，但只有 12% 的患者维持了无瘤状态。在治疗原位癌时，约有 33% 的患者出现肿瘤完全消退，只有 16% 的患者维持无瘤状态。IFN – α 2b 用来治疗 Tis 的研究中，用低剂量（10 万 U）和高剂量（100 万 U）的 IFN – α 2b 每周 1 次，共 12 周，然后每月 1 次，共 1 年。高剂量组有 43% 的患者有肿瘤完全消退，而低剂量组仅有 5% 的患者有肿瘤完全消退。在 9 例 BCG 治疗无效的患者中，有 2 例出现肿瘤的完全消退。90% 的治疗有效的患者中，保持无瘤状态至少 6 个月。与其他的干扰素治疗相比较，IFN – α 2b 的不良反应最小，IFN – α 2b 在那些以前没有膀胱灌注治疗的患者中有效率为 67%，在曾经膀胱灌注失败患者中的有效率为 30%。在 TURBt 术后，作为预防肿瘤复发的用药 IFN 的作用比 BCG 要差。

（8）肿瘤坏死因子（TNF）：TNF 用来膀胱灌注，每周 1 次共 11 次，毒性作用即使在高剂量时也很小，少数患者会出现发热样症状。在 9 例已行 TURBt 术的患者，8 个人出现肿瘤完全消退，维持 3~6 个月，但在 7~35 个月后都复发了，但这个组中的患者大多是经常复发的，故长期随访后的肿瘤复发也不足为奇。

（9）白介素-2（IL-2）：6 例患者接受 4 000U 的 IL-2 的肿瘤内注射，有 3 例有完全的肿瘤消退。另一个试验，在 4 例 $T_4NxMx$ 无法手术的膀胱癌患者，连续地膀胱内灌注 IL-2 共 5 天，然后每 4~12 周重复一次，有 1 例肿瘤完全消退，且在治疗后 6 个月一直保持肿瘤无复发。

4. 光动力学治疗　血卟啉衍生物（hematoporphyrin derivative, HD）是一种卟啉的混合体，主要聚集在新生肿瘤组织中，用 630nm 波长的光束来照射这些组织。HpD 治疗加上氩离子激光照射，研究表明对表浅性膀胱肿瘤有效，而对大的或浸润性肿瘤无效。HpD 治疗的不良反应包括全身皮肤过敏，因此需要患者在治疗后避光 6~8 周。此外，在许多患者，出现强烈的膀胱刺激症状，持续 10~12 周，大于 20% 的患者出现膀胱痉挛，减少光暴露或许可以减少或消除膀胱痉挛。

5. 激光疗法　许多激光已被用于治疗膀胱肿瘤。Smith 和 Pixon 用氩激光治疗膀胱肿瘤，激光能量被血管组织有选择地吸收。氩激光仅提供 1mm 的穿透度，因此安全但只能治疗小肿瘤。Nd-YAG 激光的穿透深度为 4~15mm，能破坏较大的肿瘤，但安全性下降。现在 Nd-YAG 激光已被临床应用。在那些身体条件太差而不能耐受手术者或拒绝手术的浸润性膀胱肿瘤患者可以用激光治疗，如果肿瘤不是太大，Nd-YAG 激光可以有效地控制肿瘤。理论上，激光治疗很具有吸引力，因为它只需局部麻醉下膀胱镜进行操作，没有出血或闭孔肌反射。最主要的缺点是只能得到少量的肿瘤组织进行病理。目前，激光治疗还没有被广泛地应用。

6. 加压治疗　加压治疗最初是由 Helmstein（1962 年）首先用来治疗膀胱肿瘤的。膀胱癌的加压疗法是利用肿瘤组织较正常膀胱组织容易受到缺血损害的原理，通过导尿管向膀胱内直接注入生理盐水，膀胱颈部用气囊导尿管压迫以阻止生理盐水外流，或在硬膜外麻醉下将带囊导尿管插入膀胱后将生理盐水注入囊中，调节压力使膀胱壁所受压力相当于患者的舒张期血压，但不应超过 9.8kPa（$100cmH_2O$），维持 5~7 小时。如一次不能使肿瘤全部坏死，可间隔 1~2 周后重复进行。最大的并发症是膀胱穿孔。加压治疗也被用于难治性的放疗后膀胱出血，但这种方法已经基本上被弃用了。

7. 放疗　放疗一般不用来治疗表浅性的膀胱肿瘤，它不能防止新肿瘤的形成，并且有相当多的并发症，特别是放射性膀胱炎，故一般没有必要使用放疗。尽管如此，但仍然有许多膀胱肿瘤放疗的报道。有人用组织内放疗的方法治疗表浅性的膀胱肿瘤，如 [125]I 的组织内放疗、用镭放在导尿管内的腔内放疗、术中放疗和传统的体外放疗等。有研究表明以上的放疗有效，对分级高的 $T_1$ 期肿瘤，可用 50Gy 的小剂量外照射盆腔（一般用 67~70Gy 的剂量治疗浸润性膀胱肿瘤）。但有些研究认为放疗无明显效果。因此，对没有肌层浸润的膀胱肿瘤没有必要行任何形式的放疗。

8. 其他的治疗方法　如下所述。

（1）溴匹立明（bropirimine）：溴匹立明是一种口服的干扰素诱导剂。在 I 期的临床治疗中，证实这种药是可以耐受的，在 11 例 Tis 患者中，有 5 例肿瘤完全消退，1 例部分肿瘤消退。在 5 例肿瘤完全消退的患者中，只有 1 例出现复发（治疗后随访 12 个月后发现），其余的 Tis 患者以前曾用 BCG 或 IFN 治疗失败，因此认为，溴匹立明是对 BCG 治疗失败后的有效的药物。

（2）TP40：是一种 TGF－α－假单胞菌外毒素杂交融合蛋白。通过 EGF 受体进入细胞，在融入细胞进入细胞质后，主要通过抑制蛋白合成杀伤靶细胞。表浅性膀胱肿瘤患者膀胱灌注各种剂量（0.5～9.6mg）的 TP40，在 9 个 Tis 患者中有 8 例肿瘤完全或部分消退。TP40 在表浅肿瘤中没有明显作用，而在 Tis 患者有效，可能是由于 TP40 以现有的形式不能穿透一些尿路上皮细胞层。值得指出的是，这些患者以前均经过各种治疗，有些患者曾用 BCG 治疗失败。

（3）大剂量维生素：Lamm 等用大剂量维生素，140 000U 的维生素 A，100mg 的维生素 $B_6$，2 000mg 的维生素 C，400U 的维生素 E，90mg 的 Zn（锌）与推荐的每日必需的这些维生素剂量（RDA）比较，两组患者并同时接受 BCG 治疗，在大剂量维生素组与 RDA 组比较，其 5 年的复发率从 91% 下降到 41%。但大剂量维生素的治疗还需进一步的研究。

### （二）浸润性膀胱癌

有两种最基本的手术方式即保留膀胱和膀胱重建。保留膀胱的目的是根治肿瘤并维持足够的膀胱功能。膀胱浸润性癌的治疗，如为局限病灶，可行膀胱部分切除术，否则应考虑膀胱全切除术，必要时尚需配合放射治疗和全身化学治疗。

1. TURBt　TURBt 单独应用对浸润性膀胱癌是不够的，除非是只轻度浸润到肌层的表浅膀胱癌（$T_2$ 期）。TURBt 对那些肿瘤小、中等分化、只有表浅肌层浸润（$T_2$ 期）和那些不适合膀胱切除的患者可作为首选。Baltnes 等人报道有膀胱肌层浸润但未穿透膀胱壁的患者，单独用 TURBt 术 5 年生存率为 40%，目前研究支持这一结论。有报道经过准确挑选有肌层浸润膀胱肿瘤患者在 TURBt 术后，尽管有局部复发，经过重复 TURBt 和 BCG 灌注，仍有良好的生存率。

2. 膀胱部分切除术　适应证：①单个局限浸润性癌但没有原位癌迹象。②距膀胱颈 3cm 以上。③TUR 不易切除部位的肿瘤。④憩室内癌。禁忌证：①复发。②多发。③原位癌。④女性侵及膀胱颈。⑤男性侵及前列腺。⑥曾作放射治疗。⑦膀胱容量太小。

切除范围应为膀胱的全层并包括离肿瘤边缘 2cm 的正常膀胱壁。如输尿管口离肿瘤边缘不到 2cm，部分切除术应包括输尿管口及输尿管末段，输尿管断端与膀胱再行吻合。在男性，需要时膀胱颈部也可切除；在女性，膀胱颈部切除过多会引起压力性尿失禁。

膀胱部分切除术应在术中不断用蒸馏水冲洗伤口以免肿瘤细胞种植。由于膀胱部分切除可保留膀胱，手术安全，故能为患者所接受，但术后应定期随访。

3. 膀胱全切除术　膀胱全切除术是切除整个膀胱，在男性尚应包括前列腺和精囊，同时行尿路改道手术。适应证：①多发膀胱癌且有浸润者。②位于膀胱颈、三角区的较大浸润性癌。③肿瘤无明显边界者。④复发频繁的肿瘤。⑤肿瘤体积大，部分切除膀胱后其容量过小时。⑥边界不清或伴发原位癌的肿瘤。

全膀胱切除术的范围在男性应包括前列腺和精囊，在切除前或切除后行尿流改道。膀胱全切除术的适应证是有争议的，有宽有严，但以上是比较广泛且能接受的适应证。倾向于指征宽者认为反复采用保守的治疗方法以保留膀胱，发生肿瘤播散的机会较多，还是及早一次彻底解决为好。倾向于指征较严者认为全膀胱切除后病员在生活上带来很多不便，且术后有时可发生上尿路感染、积水等并发症，如采用保守疗法后复发频繁、效果不佳或病情发展时再行全膀胱切除术。膀胱全切除术是大手术，创伤大、出血多，且需尿流改道，对患者生理、生活和工作都有较大影响。

4. 根治性膀胱切除术　其手术指征与全膀胱切除术相同。范围包括膀胱、前列腺、膀胱周围脂肪、盆腔淋巴结。在男性，如果肿瘤侵入前列腺尿道、前列腺管或基质时，则应加上全尿道切除。如果肿瘤未侵入前列腺，根治性膀胱切除术后只有 5% 的患者出现尿道内复发，因此没有必要行全尿道切除。

在女性，浸润性膀胱的标准手术为：前盆腔的切除及广泛的膀胱、尿道和子宫、输卵管、卵巢和阴道前壁切除。尽管术后阴道容积变小，但术后大多数患者的性生活不受影响。尽管在离膀胱颈部大于 2cm 的单个肿瘤可以不行尿道切除，但常规对膀胱颈部或三角区的肿瘤切除尿道。如果找到肿瘤输尿管要尽量向头侧横断，以达到无瘤。切片阳性的患者复发率高于阴性者。少数情况下，整个长度的双侧上尿道都有严重的不典型增生或原位癌，可能不能切到没有肿瘤的切缘，需要去除整个受影响的肾脏或进行输尿管小肠吻合。Liker 等报道在切除有严重不典型增生或 Tis 的患者中，肿瘤复发率极低。

根治性手术对于浸润性膀胱肿瘤患者来说是最有效的方法，术后复发率为 10%～20%，比单纯化疗、单纯放疗及化疗联合放疗的盆腔复发率 50%～70% 要低得多。在肿瘤局限于膀胱内时（$P_2$，$P_{3a}$ 期），5 年生存率为 65%～82%，而 $P_{3b}$ 期的 5 年生存率为 37%～61%。随着有可控的尿道改流的完善等，使膀胱重建手术更具有吸引力。现在，根治术后的病死率已从 20% 下降至 0.5%～1%。

早期并发症的发生率约为 25%。最常见的有伤口感染（10%）、肠梗阻（10%）、出血、血栓性静脉炎、静脉栓塞和心肺的并发症，约 4% 的患者有直肠的损伤。一般来说，直肠的损伤很小，粪便的污染小，如果患者没有行过放疗，可以一期缝合直肠，两侧的外括约肌使直肠内形成低压，伤口可以一期愈合。在其他的情况下，则需行结肠造瘘术。

在一小部分有显微镜下淋巴结转移的患者（$N_1$ 或 $N_2$），根治性膀胱切除加盆腔淋巴结清扫术可使 5 年生存率提高，约为 30%。但也有人认为淋巴结清扫术只能明确膀胱癌的分期，对提高治愈率的作用不大。

大多数在膀胱切除术后死亡是由于肿瘤转移。实际上，由于相对较低的盆腔复发率和所有盆腔复发肿瘤的患者同时或马上出现远处转移，因此术前放疗并不比单独手术的效果好。由于远处转移引起治疗失败，因此有人认为膀胱切除加术前或术后的辅助性化疗很重要。在那些保留尿道的尿流改道患者，术后进行尿脱落细胞和尿道镜的检查很重要。

5. 放疗　体外放射治疗膀胱癌，放射剂量为 70Gy，共 7 周，照射盆腔。目前没有证实盆腔照射能控制淋巴结转移。放疗治疗浸润性膀胱癌，5 年生存率 $T_1$ 期约 35%，$T_2$ 期约 35%，$T_{3a}$ 期为 20%，$T_{3b}$ 期为 7%。尽管分化越差的肿瘤治疗效果差，但实际上在肿瘤分级和放疗效果上并没有明显关联。直线加速器是治疗膀胱癌一种很有前途的方法，它能使细胞的 DNA 在被照射后，避免 DNA 重新修复和细胞增生，而在标准放疗后肿瘤却能产生抵抗并使肿瘤快速增生。在一些研究中，患者有深的肌层浸润，放疗后 24 个月的肿瘤消退率为 56%，生存率为 35%。

临床上已用快速中子治疗膀胱癌，来提高单独光子治疗的效果，从中子的生物学特性来说，理论上效果应是光子的 3 倍，但实际治疗效果并不一致。临床实验表明中子治疗膀胱癌的效果并不比光子要明显强，却有很高的一系列肠的并发症，增高病死率。Misonidazole（米索硝唑）被认为是一种能增加膀胱癌放疗效果的致敏剂，但有很高的神经毒性，顺铂和5-Fu 也被认为是有潜力的致敏剂，但放疗致敏剂没有广泛应用。放疗后约有 70% 的患者有自限性并发症，包括排尿困难、尿频等，严重的有 10% 的患者出现持续性的并发症。一个麻烦的并发症是难治性放射性膀胱炎，有时需要膀胱内灌注明矾或甲醛甚至姑息性膀胱切除术。标准的放疗并发症要比中子治疗或高剂量放疗少。

6. 化疗　化疗的原理是不仅能缩小局部的晚期肿瘤，还能消灭淋巴结和远处转移的肿瘤。现阶段认为治疗膀胱移行细胞癌比较有效的化疗药物有氨甲蝶呤（MTX）、长春碱（VLB）、阿霉素（ADM）、顺铂（DDP）、卡铂、环磷酰胺（CTX）等。几种药物的联合使用有时可使肿瘤长时间的完全消退。化疗是综合治疗的一部分，因为在第一次诊断时已有微转移，而微转移在肿瘤较小时治疗最佳，所以在膀胱切除前化疗使膀胱肿瘤降级，增加生存率。顺铂可作为放疗致敏剂，放疗前行化疗可以减少放疗引起的血管硬化，促进药物进入肿瘤血管。

临床用 3~4 种化疗药物联合使用。有 CMV 方案和 MVAC 方案，作为治疗转移性膀胱癌的标准方案已有十多年了。试验表明，联合药物方案化疗，有 57%~70% 的患者肿瘤有消退，30%~50% 的患者肿瘤完全消退。MVAC 化疗有毒性作用，有约 4% 的与药物有关的病死率，多是由于脓毒血症引起。

Skinner 等人用顺铂（DDP）100mg/m$^2$，阿霉素 60mg/m$^2$，环磷酰胺（CTX）600mg/m$^2$（CISCA 方案）治疗膀胱癌患者，每 28 天重复 1 次，共 4 个周期，在膀胱切除术后化疗，患者肿瘤浸润的时间延长到平均 4.3 年，与手术后只对有肿瘤浸润的患者行化疗的对照组的平均 2.4 年进一步浸润的时间相比，要明显延长。CISCA 方案化疗的患者 3 年无瘤生存率为 70%，而对照组仅为 46%。

Stockle 等人对 $P_{3b}$，$P_4$，$N_1$ 或 $N_2$ 的移行细胞癌行膀胱切除和盆腔淋巴结清扫术，至少随访 3 年，单纯手术患者的无瘤生存率为 13%，而手术后行 MAVC 或 MVEC（用表柔比星代替阿霉素）的无瘤生存率为 58%，这在 $N_1$ 期的患者中表现最为明显，手术后化疗的患者 75% 的 3 年随访无肿瘤复发，而单纯手术的患者只有 25% 的无肿瘤复发。

有研究为提高 MVAC 的治疗效果，加用白细胞生长因子如粒细胞集落刺激因子（G-CSF），可以减少化疗引起的白细胞减少导致的相关的毒性作用。试验证明此方法是有效的，62% 的膀胱肿瘤消退，较单纯 MVAC 化疗要高，与化疗药物有关的病死率有下降，但生存率却没有明显的提高。

如果晚期的有转移的膀胱癌患者不能用顺铂（大多由于肾功能障碍引起），患者不能接受 MVAC 或 CMV 方案，一般都用卡铂代替顺铂作为正规的治疗方法。

（1）顺铂（cis-dichlorodiamine platinum, DDP）：是重金属抗癌药，部分作用为烷化剂，抑制 DNA 复制，可与 DNA 链相交，产生细胞毒作用。无周期特异性。顺铂治疗剂量为 1.0~1.6mg/kg，每 3 周 1 次，膀胱癌治疗的效果在 2~3 次后，肿瘤消退可持续 5~7 个月，有效率约 40%。其主要不良反应为肾毒性和恶心、呕吐，必须同时水化，应用利尿药，并给予甲氧氯普胺等止吐药物。还可有神经毒性和低镁血症等。

（2）卡铂（carboplatin）：作用与顺铂相似，但对肾毒性很小，可不进行水化和利尿。对骨髓毒性超过顺铂。

氨甲蝶吟：为叶酸拮抗剂，口服亦可迅速吸收，静脉注射应小于$40mg/m^2$，使用时应碱化尿液。一般用药每2周1次，膀胱癌治疗经2~3周即有效果，持续6个月左右，有效率28%。其毒性反应为骨髓抑制、贫血等。

（3）长春碱：是一种植物碱，其治疗膀胱癌的报告较少，近年与其他化疗药物合用，疗效近似阿霉素。主要毒性反应为骨髓抑制和周围神经损害。

（4）环磷酰胺：是烷化剂，膀胱癌治疗有效率27%。该药可引起膀胱纤维化、出血等。亦有环磷酰胺可能是膀胱癌致癌物的报道。近年改变其结构如异环磷酰胺（ifosfamide）等，对尿路上皮刺激较小。

（5）异环磷酰胺（ifosfamide）：用于单独或与其他药物联合使用。有试验表明，在55个以前曾治疗过的难治性膀胱癌患者中，有约20%的有肿瘤消退，其中5例的肿瘤完全消退，6例有肿瘤部分消退。

（6）紫杉醇（taxol）：是一种抗微管的药物，对非神经源性的肿瘤均有效。Roth等人用紫杉醇$250mg/m^2$，24小时连续静脉滴注，每3周1次，治疗26个转移性移行上皮癌患者，有7例肿瘤完全消退，4例肿瘤部分消退，共有42%的治疗有效率。主要的毒性是粒细胞减少性发热、黏膜炎和神经症状。

（7）硝酸镓（gallium nitrate）：是一种重金属，与卡铂和顺铂相似。不良反应为低钙血症、低镁血症，在大多数的患者中发生。

（8）VIG（长春碱、异环磷酰胺与硝酸镓联合用药）方案：VIG方案治疗27个以前虽然没有接收系统治疗，但接收过辅助性治疗的膀胱癌患者，67%治疗有效，其中41%的有肿瘤完全消退，26%的有肿瘤部分消退。因此认为VIG对以前其他化疗失败的膀胱癌患者是有效的。但不能代替MVAC和CMV方案作为标准化疗方案（表5-4）。

表5-4　MVAC治疗方案

| | 第1天 | 第2天 | 第15天 | 第22天 |
| --- | --- | --- | --- | --- |
| 氨甲蝶吟（M） | $30mg/m^2$ | | $30mg/m^2$ | $30mg/m^2$ |
| 长春碱（V） | | $3mg/m^2$ | $3mg/m^2$ | $3mg/m^2$ |
| 阿霉素（A） | | $30mg/m^2$ | | |
| 顺铂（C） | | $70mg/m^2$ | | |

7. 动脉内化疗　通过两侧的股动脉插管后灌注化疗药物，其原理是想让化疗药物高浓度地到达肿瘤本身及局部淋巴结。常用的药物有顺铂和阿霉素。在两个不同的实验中，Ethan等发现经顺铂动脉灌注和放疗后，2年生存率为90%，Samiyoshi等发现动脉内阿霉素化疗和放疗后有72%的存活率。一般治疗方法是在第一个48小时治疗后，每隔4周化疗1次，共4个周期。在动脉内顺铂的基础化疗加膀胱切除术，效果相当好。

（三）晚期膀胱癌的治疗

晚期膀胱肿瘤的治疗主要是缓解骨转移引起的骨痛，以及膀胱出血的控制等。

1. 姑息性放疗　对有转移的膀胱肿瘤患者行30~35Gy的体外放疗，能暂时缓解骨痛。建议对包括承重骨骼在内的小的有症状的骨转移病灶进行放疗，比如脊柱和股骨颈。40~45Gy的放疗剂量用来控制原发肿瘤的症状，但此剂量的放疗也能加重由原发肿瘤产生的症状，如尿频、尿急、排尿困难和血尿等。

2. 膀胱内明矾或甲醛灌注　1%的明矾溶液膀胱灌注对治疗放射性膀胱炎引起的血尿有效。在行膀胱持续灌注时不需要麻醉，患者一般很容易接受。在膀胱疼痛和膀胱激惹时可以间断滴注明矾溶液。不良反应是肾功能会有损害。

1% ~ 10%的甲醛溶液膀胱灌注，也用于控制晚期膀胱肿瘤或放射性膀胱炎引起的出血。由于会引起膀胱激惹，需要局部麻醉或全身麻醉。由于10%的甲醛溶液会引起输尿管开口的纤维化和梗阻，故需在开始的时候用1%的浓度，再改用4%的浓度，最后改用10%的浓度膀胱灌注。

在福尔马林膀胱灌注前，应先行膀胱逆行造影，了解是否存在膀胱输尿管反流，如果有膀胱输尿管反流，应在双侧的输尿管中插入Fogarty导管，并且采取头高脚低位，以防止上尿路受到福尔马林的损伤。甲醛在膀胱内一般留置5~30分钟。

3. 高压氧治疗　高压氧可用于治疗多种疾病，比如膀胱癌引起的出血性膀胱炎的治疗，一般需要治疗30~60天。如果膀胱出血是由于膀胱癌本身引起的，由于肿瘤发展快，特别是那些有肿瘤转移的患者，存活时间短，所以高压氧对此类患者的治疗效果不佳。

在放射性膀胱炎患者中，如果尿脱落细胞、膀胱镜检查和病理活检都未发现有肿瘤，但却有严重的血尿，其他方法止血无效时。可用高压氧治疗，在治疗时，需了解肿瘤是否有复发。

4. 姑息性动脉栓塞和姑息性的膀胱切除　膀胱癌和放射性膀胱炎很少会引起威胁生命的大出血，如果出现这种情况，在电灼、激光和膀胱内明矾及福尔马林溶液灌注都止血无效时，可采用经皮股动脉穿刺下腹部动脉栓塞，如果动脉栓塞也失败，最后可采用姑息性膀胱切除来止血。

（四）预后

在浸润性膀胱癌中，肿瘤的分级和浸润深度是预测淋巴结转移情况最重要的因素。有研究表明，有时在没有淋巴结转移的情况下也可能出现远处转移。

1. 副肿瘤综合征　包括高钙血症、嗜酸细胞增多症、类白血病反应等，如果在有转移的膀胱癌患者中出现提示预后极差。

2. p53表达和其他分子标记与预后的关系　由肿瘤抑制基因p53编码的蛋白控制细胞周期从 $G_1$ 期到S期，通过调节转录，影响和引导DNA受损的细胞凋亡。在大多数的情况下，P53蛋白的变异体在细胞核中稳定存在，可用免疫组化的方法测出。一些研究表明，在表浅性和浸润性膀胱肿瘤中，如果有细胞核中的P53积聚，提示治疗的效果较差，预后差。在243例患者中，行膀胱切除（许多人曾有术前放疗、辅助性化疗或两者都有），测出P53蛋白阳性（定义为至少10%细胞核中测出有P53蛋白）的5年生存率为24%，复发率为76%。而细胞核中P53阴性的膀胱癌患者5年生存率为67%，肿瘤复发率为27%，但目前在临床上尚未广泛应用。

3. EGF（上皮生长因子）受体　是另一种分子标志物，在浸润性膀胱癌患者中，如果测出EGF受体阳性，提示预后很差。由于目前的EGF受体测定都是在冰冻切片时做的，一旦用福尔马林固定后，EGF抗原是否还存在目前还不明确，因此，EGF受体的测定也没有作为膀胱癌预后的常规评价方法。

（王 磊）

# 第四节 尿道肿瘤

尿道肿瘤多为上皮细胞来源，少数来自结缔组织。尿道肿瘤在泌尿系统肿瘤中发病率较低。尿道内良性肿瘤有息肉、纤维瘤、血管瘤和乳头状肿瘤等。恶性肿瘤包括癌和黑色素瘤等。由于男性尿道与女性尿道的差别，肿瘤发生和治疗略有不同，故予以分别叙述。

## 一、女性尿道癌

女性尿道癌虽然少见，但发病率明显高于男性，患者多大于 50 岁，尿道肉阜、息肉、腺瘤以及慢性炎症刺激，均与恶性肿瘤的发生相关。

### （一）病理

女性尿道癌最常见的是鳞状细胞癌，占总数的 80%，好发于后尿道；其次是移行细胞癌，约占 20%；腺癌的比例约为 10%。一般来说，前尿道肿瘤分化较好，侵袭性低；而后尿道和全尿道肿瘤，多分化较差，侵袭性强。

肿瘤转移多为局部浸润和淋巴转移，血行转移较为少见。

（1）局部浸润：肿瘤多沿尿道侵及膀胱颈和外阴，并向内侵及阴道。范围广泛肿瘤与原发于阴道或外阴的肿瘤鉴别十分困难。

（2）淋巴转移：前尿道肿瘤多首先转移至腹股沟浅淋巴结，然后转移至腹股沟深淋巴结。后尿道肿瘤则首先引流至髂外淋巴结、髂内淋巴结和闭孔淋巴结。

### （二）临床表现和诊断

多数患者早期并无症状和体征。患者常因尿频、尿痛而就诊，但初期多被以尿路感染治疗，而在尿道出血或尿道脓性分泌物出现后，才经查体确诊尿道肿瘤。盆腔体检是发现肿瘤的主要手段，而膀胱尿道镜和病理活检测是确定肿瘤性质和侵袭范围的主要检查。

许多患者确诊时即可发现腹股沟淋巴结肿大，少数患者在发现淋巴结转移后，才在寻找原发癌过程中得到确诊。盆腔 CT 可提供肿瘤浸润情况和盆腔淋巴结转移情况。

### （三）治疗

手术治疗是治疗尿道癌的主要方法，术后放射治疗有利于肿瘤复发的控制。

前尿道肿瘤多可行尿道部分切除术，手术中应注意对近侧尿道残缘进行冰冻病理检查，确定无肿瘤残留。前尿道肿瘤多分化良好、侵袭性差，保留足够的后尿道多无尿失禁发生。后尿道肿瘤或已侵及全尿道的肿瘤则需行根治性全尿道切除术。

## 二、男性尿道癌

男性尿道癌十分少见，长期慢性炎症刺激是肿瘤重要原因。肿瘤最常见的部位是尿道球部。

### （一）病理

男性尿道较长，后尿道的前列腺尿道部，表面为移行上皮，好发移行上皮癌，性质与膀胱癌一致，疾病发生与膀胱癌密切相关。移行细胞癌占尿道癌的 10%。球膜部尿道是男性尿道癌的好发部位，占尿道癌的 60%，球部尿道为柱状上皮，易发鳞状上皮细胞癌；远端尿道同样易发鳞状上皮细胞癌，占总数30%左右。肿瘤转移以直接扩散和淋巴转移为主。

直接播散：阴茎部肿瘤可直接扩散尿道周围组织和阴茎海绵体。球部尿道癌可扩散至尿生殖膈、前列腺、会阴和阴囊皮肤。

淋巴转移：前尿道肿瘤多首先转移至腹股沟浅淋巴结，然后转移至深淋巴结，偶尔转移至髂外淋巴结。后尿道癌肿则直接转移至闭孔淋巴结和髂内淋巴结。

### （二）临床表现

1. 尿道梗阻症状　多数尿道癌尤其是球部尿道癌，首先表现为尿道狭窄所致尿道梗阻症状，如尿线变细，排尿费力。上述表现与良性尿道狭窄并无差别，容易引起误诊。而在肿瘤破溃后引起尿道口有血性分泌物排出后才引起注意。

2. 尿道肿物　阴茎部肿物可被患者自行发现而就诊，大多质硬，形状不规则。

### （三）诊断

1. 尿道造影和尿道镜检查　尿道造影和尿道镜检查可以明确病变的位置，尿道镜更可直接了解病变的性状，同时进行经尿道肿物活检，还可以在术前提供病理学依据。

2. 细胞学检查　对新鲜初段尿液或尿道冲洗液进行细胞涂片检查，亦有利于肿瘤的发现和定性，但因无法定位，多应用在残端尿道癌诊断方面。

3. CT、MRI检查　有利于了解球膜部尿道肿瘤的浸润深度，并可确定盆腔淋巴结转移情况。

### （四）治疗

1. 远端阴茎部尿道癌　可采用经尿道肿瘤切除，肿瘤切除、尿道部分切除术，侵及海绵体者可行阴茎切除术。切除时切缘应距肿瘤2cm以上，并行冰冻切片证实残端无肿瘤细胞侵及。腹股沟淋巴结清扫术仅在腹股沟淋巴结活检阳性时进行，预防性淋巴结清扫并无必要。

2. 前列腺部尿道癌　前列腺部尿道癌多在膀胱出现膀胱移行细胞癌后出现。治疗需同膀胱情况同时考虑，多数可行经尿道肿瘤电切术，而如膀胱颈多发肿瘤并发前列腺尿道癌，则需进行根治性全膀胱切除术。

3. 球膜部尿道癌　球膜部尿道癌发现时多已属晚期，除了部分病灶局限的可以行受累尿道切除再吻合术，大多需要行根治性切除术（包括前列腺、膀胱和精囊），并行尿道改道手术。同时还需行腹股沟和盆腔淋巴结清扫术。

（王　磊）

# 第六章

# 尿路梗阻

泌尿系统从肾小管开始，经肾盏、肾盂、输尿管、膀胱，到尿道外口的这条管道系统称为尿路。该系统腔内、管腔壁及其外邻近组织器官任何病变，均有可能造成尿路梗阻，从而影响尿液的形成与排泄，引起梗阻近侧尿路积水，最终都会产生肾积水，进一步引起肾实质严重破坏，萎缩变薄，肾功能逐渐减退，直至肾衰竭。尿路梗阻是泌尿外科多数疾病的原发表现或并发症，其梗阻的原因及部位，随原发病的不同而表现多样。

## 一、病因

肾积水的原因分先天性与后天性两种，以及泌尿系外与下尿路病因造成的肾积水。

1. 先天性梗阻

（1）节段性的无功能：由于肾盂输尿管交界处或上段输尿管有节段性的肌肉缺如、发育不全或解剖结构紊乱，影响了此段输尿管的正常蠕动，造成动力性的梗阻。此种病变如发生在输尿管膀胱入口处，则形成先天性巨输尿管，后果为肾、输尿管扩张与积水。

（2）内在性输尿管狭窄：大多发生在肾盂输尿管交界处，狭窄段通常为 1～2mm，也可长达 1～3cm，产生不完全的梗阻和继发性扭曲。在电子显微镜下可见在梗阻段的肌细胞周围及细胞中间有过渡的胶原纤维，久之肌肉细胞被损害，形成以胶原纤维为主的无弹性的狭窄段阻碍了尿液的传送而形成肾积水。

（3）输尿管扭曲、粘连、束带或瓣膜样结构：此可为先天性也可能为后天获得，常发生在肾盂输尿管交界处、输尿管腰段，儿童与婴儿几乎占 2/3。

（4）异位血管压迫：约 1/3，为异位的肾门血管，位于肾盂输尿管交界处的前方。其他有蹄铁形肾和胚胎发育时肾脏旋转受阻等。

（5）输尿管高位开口：可以是先天性的，也可因肾盂周围纤维化或膀胱输尿管回流等引起无症状肾盂扩张，导致肾盂输尿管交界部位相对向上迁移，在术中不能发现狭窄。

（6）先天性输尿管异位、囊肿、双输尿管等。

（7）其他：如重复肾、异位肾等。

2. 后天获得性梗阻

（1）炎症后或缺血性的瘢痕导致局部固定。

（2）膀胱输尿管反流造成输尿管扭曲，加之输尿管周围纤维化后最终形成肾盂输尿管交界处或输尿管的梗阻。

（3）肾盂与输尿管的肿瘤、息肉等新生物，可为原发也可能为转移性。

（4）结石和外伤及外伤后的瘢痕狭窄。

3. 外来病变造成的梗阻　外来病变造成的梗阻包括动脉、静脉的病灶；女性生殖系统病变；盆腔的肿瘤、炎症；胃肠道病变；腹膜后病变（包括腹膜后纤维化、脓肿、出血、肿瘤等）。

4. 下尿路的各种疾病造成的梗阻　如前列腺增生、膀胱颈部挛缩、尿道狭窄、肿瘤、结石、神经源性膀胱、包茎等，也都会造成上尿路排空困难而形成肾积水。

## 二、病理生理

无论何种原因妨碍了正常的尿流，肾盂膨胀呈囊肿，逐渐扩大；肾实质也逐步伸长变薄，并有充血，肾盏随着肾盂与肾实质的膨胀而逐渐扩大，肾锥体与肾柱受压变薄最后几乎消失。肾小球仍能维持排尿功能，但因肾小管坏死、失去浓缩功能，造成尿液稀淡。在其发病过程中可造成各种病理变化。

1. 肾盂尿的反流　肾积水发生后，一部分尿液仍能从输尿管排空，但另一部分将反流入淋巴系统，在正常情况下，肾脏的淋巴容量随尿流增加而增加，如出现于渗透性利尿时或输尿管梗阻时，肾脏淋巴管的急性梗阻，可发生利钠与利尿作用，对肾功能不会引起多大变化，但当双侧肾脏淋巴管被结扎加上输尿管梗阻，则在几天内就可引起肾脏的坏死性改变。在输尿管梗阻开始时仅有肾小管与肾窦的反流，当压力继续增高则有一部分尿液在相当于肾盂出口部位进入到淋巴与静脉系统并开始外渗，慢性肾积水时则尿液大多进入到肾静脉系统，这就加重了肾脏负担。尿液反流后将产生3个方面的改变：

（1）肾盂内压提高加速了尿液的反流，反流反过来可减低肾盂内压，使肾脏能继续分泌尿液。

（2）通过反流，代谢的产物能由此回流到循环系统，再由正常的肾脏排泄出来。

（3）由此途径感染能进入到肾实质内，引起炎症，也能进入循环系统而产生菌血症。

2. 肾脏的平衡与代偿　肾积水发生后，正像由其他原因所导致的肾组织丧失功能后一样，余下的组织能产生肥大改变且代偿部分功能，但此种作用随着年龄的增加而减弱，一般在35岁后此代偿功能几乎丧失。

3. 梗阻对肾功能的影响　梗阻对肾功能的影响与梗阻的程度及单侧还是双侧、急性还是慢性有关。

（1）急性完全梗阻后第1个90分钟肾血流增高，而90分钟～5小时肾小球前血管收缩，引起肾脏血流减少，如果梗阻持续存在，输尿管内压力升高，到5小时后肾小球前血管的收缩可引起双侧肾血流减少和输尿管压力降低，这些梗阻后的肾血流改变机制被认为是由对血管有效应的前列腺素引起，它可导致持续的血管收缩。在急性完全性输尿管梗阻时，肾小球的滤过率减少，肾小管的功能受到损害。而部分梗阻时，开始几个小时肾小管通过的时间减少，但仍有较好的再吸收，尿液容易减少，渗透压增加，尿钠浓度降低。

（2）慢性完全性单侧梗阻：其对肾功能的损害在开始第2周肾血管收缩，肾小管萎缩，到第6周输尿管的压力逐渐低下到1.99kPa（15mmHg），肾血流量减少到对照肾的20%。

（3）慢性部分梗阻：对肾功能的损害类型类似于完全梗阻，即使是轻度梗阻也能造成严重的损害。

（4）单侧与双侧梗阻的不同生理改变：在实验动物中两者的差异24小时即能观察到，单侧梗阻的肾脏有较多的肾单位未被灌注与充盈，而双侧梗阻时大多数肾单位仍被灌注，总的肾血流和肾小球灌注有类似的减少。单侧与双侧梗阻对肾功能的影响机制不同。单侧梗阻输入动脉的血管收缩，从而减少了血流与肾小球灌注；双侧梗阻时，近曲小管的压力和出球动脉的阻力增加，一旦梗阻缓解，排钠与利尿立即发生，但单侧梗阻则不发生类似改变。

（5）对肾脏代谢改变：主要是表现在对氧的利用减少和二氧化碳的产生增加，逐步形成一个在低氧环境下的代谢，对脂肪酸、α酮戊二酸（α ketoglutarate）的利用和肾脏中糖的产生均丧失，在代谢过程中乳酸盐到聚葡萄糖酸盐的比率增加，这指出在肾积水后肾脏内转向厌氧的代谢。当成为持续性梗阻时，肾脏的代谢功能进行性丧失，到6周后即表现为明显的不能逆转的改变。

4. 肾积水梗阻解除后的功能恢复　人类肾脏如果输尿管完全梗阻一段时期后得以解除，其功能恢复比实验动物中观察到的时间长。在双侧慢性梗阻的肾积水患者中尿液酸化过程包括氨排出，酸度滴定和碳酸氢钠的吸收均呈现异常。在人类的研究中，尿路部分梗阻后，所有肾功能的测定除非尿液被稀释，均表现有损害，在梗阻解除后则可证明某些功能可得以恢复。

在双侧输尿管梗阻或孤立肾梗阻解除后发生的利尿过程，是由于潴留的液体和电解质造成较高的渗透压和高的肾小球滤过率。利尿后必须增加和延长水与电解质的替代疗法，以预防由于利尿造成的水、电解质负平衡而延缓了正常水、电解质平衡的恢复。在梗阻解除后，肾功能即开始恢复，其恢复的快慢取决于肾脏损伤的严重程度和是否存在感染，另一点是与对侧肾功能的损害程度有关。

5. 肾积水引起的其他改变　急性单侧输尿管梗阻时能引起高血压，主要因为肾素分泌增加，而慢性单侧肾积水则很少发生因肾素分泌增多引起的高血压。当单侧肾积水不伴有肾动脉狭窄时引起肾素分泌增加的前提下，手术修复后可以使高血压完全缓解，恢复正常。而双侧肾积水很少伴有因肾素分泌增加所引起的高血压。在高血压与慢性肾积水之间的关系主要是由于水钠潴留容量扩张而引起。

在上尿路梗阻后可引起腹腔积液，而自发性腹腔内尿液渗漏是很少见的。

肾积水患者常发生继发性红细胞增多症。在原发性红细胞增多症患者同时伴有巨脾、白细胞增多和血小板增多症；而各种肾脏疾病常会引起红细胞增多症，它是单纯的红细胞增多，动脉血氧饱和度正常。在积水的肾脏切除后，红细胞容量减少。在引起积水的梗阻解除后，红细胞生长素在血内仍处于高水平，其机制尚不清楚。

## 三、病理生理改变要点

（1）机械性梗阻与动力性梗阻：前者主要引起尿路管腔内梗阻，如结石、肿瘤、狭窄等，影响尿液的输送；后者尿路本身并无管腔的阻塞，主要影响尿液的通过，如中枢或外周神经疾病造成部分尿路功能紊乱。

（2）上尿路与下尿路梗阻：前者对肾功能的影响较后者严重，后者对肾功能的影响常常是双侧肾功能受影响。

（3）梗阻发生的部位越高、越完全、时间越长，肾功能受损的程度越重，尤其在继发结石和感染的情况下。

（4）上尿路梗阻早期常无明显症状，特别是慢性上尿路梗阻临床不易早期发现，而结石引起的上尿路梗阻可以有腰痛；下尿路梗阻出现临床症状较早，容易被临床发现，主要表现为排尿异常。

（5）急性尿路梗阻对肾功能的影响较慢性梗阻大，但容易被早期发现。慢性梗阻不易被发现。

### 四、临床表现

1. 无症状性肾积水　这是指处于静止状态的肾积水，可多年无表现症状，直至发生继发感染及造成邻近器官的压迫症状才被发现。

2. 有症状的肾积水

（1）疼痛：腰部疼痛是重要症状。在慢性梗阻时往往症状不明显，仅表现为腰部钝痛。大多数急性梗阻可出现较明显的腰痛或典型的肾绞痛。有个别患者虽发生急性双侧性梗阻或完全梗阻，但并不感到疼痛。Dietl 危象：指在肾盂输尿管连接部梗阻造成间歇性肾积水，少尿与多尿呈交替出现，当大量饮水后出现肾绞痛、恶心、呕吐。在儿童，肾积水常表现腹部肿块，上腹部突发剧烈疼痛或绞痛，继之有多量小便；当疼痛缓解，则肿块缩小甚至消失。

（2）肾肿大与腹块：慢性梗阻可造成肾脏肿大或腹块，但并不一定有其他症状，长期梗阻者在腹部可扪及囊性肿块。一般的肾积水肿块，质地不坚硬，无触痛，表面光滑无结节；并发感染时则出现疼痛、触痛及全身性感染症状与体征。

（3）多尿和无尿：慢性梗阻导致的肾功能损害可表现为多尿，而双侧完全性梗阻、孤立肾或仅一个肾有功能者完全梗阻可发生无尿。部分梗阻时尿量可大于正常，表现为明显的多尿，而肾结石如间歇性阻塞肾盂时，可出现间歇性多尿。在多尿时，伴有腹块消失或腹胀痛缓解。

（4）血尿：上尿路梗阻很少引起血尿，但如梗阻原因为结石，肿瘤则在肾绞痛的同时出现血尿。在部分梗阻的病例，表现为间歇性梗阻，当绞痛出现后则尿量增多，并可产生血尿。在有继发感染时也可伴有血尿或脓尿。

（5）胃肠道症状（恶心、呕吐、食欲缺乏等）：出现于两种情况：一种是急性上尿路梗阻时反射性的胃肠道症状；另一种为慢性梗阻的后期肾功能减退造成尿毒症引起的胃肠道症状。

（6）继发性顽固性尿路感染：梗阻的尿路一旦继发感染，常很难治愈，易复发，发作时常有畏寒、发热、腰痛，并会延伸至下尿路形成膀胱刺激征。

### 五、实验室与其他检查

1. 实验室检查

（1）尿液常规检查：早期轻度的肾积水患者尿常规可正常，当发展到肾盏扩大时可出现血尿与蛋白尿。大量的蛋白尿与管型在上尿路梗阻性疾病不常见。

（2）肾功能测定：单侧上尿路梗阻肾积水患者肾功能检查一般由于对侧的代偿而不出现异常，酚红试验与靛胭脂排泄性测定如有异常则说明双侧肾脏损害。当严重的双侧肾积水时，尿流经过肾小管缓慢，大量的尿素被再吸收，但是肌酐一般不吸收，导致尿素与肌酐之比超过正常的 10 ∶1。当肾脏实质破坏严重影响肾功能时，血肌酐上升，内生肌酐清除率降低。

（3）贫血：在双肾积水肾功能减退时出现。

2. 超声检查　可了解肾、输尿管积水的程度，肾实质萎缩程度，也可初步探测梗阻的部位与原因，并可指导作穿刺造影。

3. X 线检查

（1）尿路平片（KUB）：显示一增大的肾影，如尿路出现钙化影提示肾输尿管有结石造成梗阻。

（2）静脉肾盂造影（IVP）：除肾功能已严重损害一般均可提供较详尽的资料，从中可了解梗阻的部位及原因；肾盂、肾盏与输尿管扩张的程度；从肾积水肾皮质的厚度与其显影的密度大致可估计肾脏的功能。如作大剂量静脉肾盂造影并同时动态观察肾、输尿管的蠕动功能，以分辨其为机械性还是动力性梗阻。并可对两侧的蠕动功能加以比较。

（3）逆行性肾盂造影（RGP）：对肾功能不佳，静脉尿路造影显示不佳者可作逆行性造影以了解梗阻部位、病因及梗阻程度，但必须警惕逆行插管造影时将细菌带入积水的肾脏引起脓肾，或是由于插管及造影剂的刺激使梗阻部位的黏膜水肿，加重梗阻。

（4）膀胱尿道造影：对双侧肾输尿管积水患者作此造影可了解是否有膀胱输尿管反流及神经源性膀胱等病变。

（5）经皮穿刺肾输尿管造影：对于静脉造影显影不理想，逆行性造影失败或不宜作逆行性造影者，可经腰部在 B 超引导下定位穿刺积水的肾脏顺行性造影，以了解梗阻部位与程度，梗阻近端输尿管与肾盂的情况，并可同时采集尿液作细胞学检查及培养，也可留置导管做尿液引流。

4. 血管造影　凡怀疑梗阻与血管畸形病变有关的患者，按需要可做肾血管、腹主动脉、下腔静脉或肾静脉造影，以了解梗阻原因与血管的关系。从血管造影中还可了解肾脏的血供、肾皮质的厚度等资料，但因 CT 技术的进步，血管重建（CTA）逐渐普及，创伤性血管造影的应用日益减少。

5. CT　可了解梗阻的部位，有助于对梗阻病因的发现，能显示肾、输尿管的扩张程度及肾皮质的厚度。并可同时显示两侧肾脏的结构与功能比较，特别是 CT 泌尿系重建（CTU）能清晰显示整个泌尿系统，对于肾功能减退造影剂排泄慢而静脉肾盂造影显影不良的患者更有优势，近年来大型医院的 CTU 检查已经逐渐取代传统的静脉肾盂造影。

6. 磁共振成像（MRI）　与 CT 一样，除了可显示梗阻的部位与原因外，MRI 还可以观察泌尿器官的组织结构与功能，特别是对于肾功能损害、含碘造影剂过敏等患者适合行此项检查，磁共振成像也可以重建泌尿系统（MRU）。

7. 放射性核素肾动态扫描（ECT）　在梗阻性肾图其血管相与分泌相有一定程度压抑，这与梗阻的严重程度及梗阻时间有关，主要表现为排泄相下降迟缓。肾动态扫描有助于评估双肾功能及梗阻程度。

8. 肾镜与输尿管镜检查　可作梗阻部位腔内观察，并可经此作活检及扩张、切开、插管等治疗，也可经此作肾造瘘。

9. 肾盂内压测量（Whitaker 试验）　经皮肾穿刺插管同时自尿道内插一根 F 12～14 导尿管留置于膀胱，保持开放以引流膀胱内液体，用生理盐水或造影剂以 10ml/min 的流速注入肾盂，直到液体充满上尿路和注入肾盂及膀胱流出的速度（均为10ml/min）相等时，经肾盂的Y形接管连接测压管记录肾盂内压（肾盂绝对压力）。同时由导尿管测出膀胱压力，将肾盂绝对压力扣除腹腔压力（膀胱压力）即为相对压力［正常为 1.18～1.47kPa（12～15cmH$_2$O）］，＞1.47kPa（15cmH$_2$O）提示有轻度梗阻，＞2.16kPa（22cmH$_2$O）示有中度梗阻，＞3.92kPa（40cmH$_2$O）为严重梗阻。如在测压同时注入造影剂，还可同时摄片或录像以了解梗阻部位与原因。

## 六、诊断

根据患者的临床表现，首选B超检查确定患者有无尿路梗阻，B超检查的特点是梗阻以上部位的尿路扩张、积水。

1. 梗阻的部位　重点区分是上尿路还是下尿路梗阻。除根据临床表现分析外，可用的检查方法有B超、KUB、IVP、CTU、MRU、RGP、膀胱尿道镜、尿道造影或肾穿刺造影等。

2. 梗阻的程度及肾功能受损的情况　常用的方法有IVP、ECT、CT、尿流动力学检查（肾盂内压测量）等。

3. 梗阻的病因　临床上应该从3个方面考虑，即尿路管腔内原因、管腔外原因、管腔壁本身原因。结合患者的发病特点、年龄、全身情况及上述各种检查的特点综合分析。

## 七、治疗

尿路梗阻的治疗比较复杂，引起梗阻的病因很多，治疗原则应该根据造成其梗阻的病因、发病缓急及肾脏功能损害的程度等综合考虑。在针对病因消除的基础上解除梗阻，改善肾功能，缓解症状，控制感染，尽可能修复其正常的解剖结构。

（1）总肾功能正常的情况下若病因与梗阻可一期手术治疗，例如肾盂输尿管连接部狭窄可行肾盂成形术，既解除梗阻，又去除了病因。若病因与梗阻不能一期同时手术，例如良性前列腺增生造成双肾积水，如果并发重要脏器功能障碍不能耐受前列腺手术者，则先解除梗阻（留置尿管或膀胱造瘘），待病情好转后，再行前列腺增生手术。

（2）总肾功能严重受损，应立即解除梗阻恢复肾功能，以后再针对病因进行治疗。

（3）急性梗阻时，应积极解除梗阻，再考虑进一步治疗。

（4）双侧肾积水的手术处理：应先寻找下尿路梗阻的病因并予解除，如果是上尿路梗阻造成的双侧肾积水，在无感染时，可先处理功能差的一侧，使对侧肾脏持续处于功能负荷的刺激下代偿肥大；对于伴有感染者，则宜选择严重一侧先行手术，并应尽快做对侧；如果功能较好的一侧感染，则应优先考虑感染侧手术，以最大限度保留肾功能，控制感染，另一侧在稳定病情后再考虑手术；若对侧肾已完全无功能，则必须待手术侧的肾脏功能恢复，病情稳定后方可行无功能肾切除。

（王　磊）

# 第七章

# 前列腺疾病

## 第一节　良性前列腺增生症

良性前列腺增生（BPH）是引起中老年男性排尿障碍原因中最为常见的一种良性疾病。主要表现为组织学上的前列腺间质和腺体成分的增生、解剖学上的前列腺增大（BPH）、下尿路症状（LUTS）为主的临床症状以及尿动力学上的膀胱出口梗阻（BOO）。组织学上BPH的发病率随年龄的增长而增加，最初通常发生在40岁以后，到60岁时大于50%，80岁时高达83%。与组织学表现相类似，随着年龄的增长，排尿困难等症状也随之增加。大约有50%组织学诊断BPH的男性有中度到重度下尿路症状。

### 一、诊断标准

1. 临床表现

（1）尿频：常常是前列腺增生患者最初出现的症状。尤其夜间排尿次数增多较明显，随着病情的进展，可伴尿急，甚至出现急迫性尿失禁。

（2）排尿困难：排尿踌躇，尿线细而无力，排尿中断，排尿时间延长，终末滴沥，排尿不尽感等，都是膀胱出口梗阻形成排尿困难的表现。

（3）尿潴留：梗阻加重达一定程度，排尿不尽，出现膀胱残余尿，过多的残余尿滞留膀胱可致膀胱逼尿肌收缩力减低甚至丧失，发生尿潴留及充溢性尿失禁。

（4）并发感染时，出现尿频、尿急、尿痛等膀胱刺激症状，亦可能发生无痛性肉眼血尿或镜下血尿。

（5）并发有结石时症状更加明显，可出现排尿困难加重、排尿中断现象，也可能伴发无痛性肉眼血尿或镜下血尿。

（6）随着病情的发展和排尿困难程度的加重，可造成输尿管尿液反流，晚期可出现肾积水和慢性肾功能不全症状。

（7）部分患者长期增加腹压排尿，有可能并发腹股沟疝、脱肛、痔等。

2. 辅助检查

（1）直肠指诊：下尿路症状患者行直肠指诊非常重要，需在膀胱排空后进行。直肠指诊可以了解是否存在前列腺癌：国外学者临床研究证实，直肠指诊怀疑有异常的患者最后确诊为前列腺癌的有26%～34%，而且其阳性率随着年龄的增加呈上升趋势。

直肠指诊可以了解前列腺的大小、形态、质地、有无结节及压痛、中央沟是否变浅或消失，以及肛门括约肌张力情况。直肠指诊对前列腺体积的判断不够精确，目前经腹超声或经直肠超声检查可以更精确描述前列腺的形态和体积。

（2）尿流率：尿流率有两项主要指标（参数）：最大尿流率（$Q_{max}$）和平均尿流率（$Q_{ave}$），其中最大尿流率更为重要。但是，最大尿流率减低不能区分梗阻和逼尿肌收缩力减低，必要时行尿动力学等检查。最大尿流率存在个体差异和容量依赖性，因此尿量在150～200ml时进行检查较为准确，必要时可重复检查。最大尿流率（$Q_{max}$）<10ml/s，提示有膀胱出口梗阻。

（3）前列腺特异性抗原（PSA）测定：前列腺癌、BPH、前列腺炎都可能使血清PSA升高。因此，血清PSA不是前列腺癌特有的。另外，泌尿系感染、前列腺穿刺、急性尿潴留、留置导尿、直肠指诊及前列腺按摩也可以影响血清PSA值。

血清PSA与年龄和种族有密切关系。一般40岁以后血清PSA会升高，不同种族的人群PSA水平也不相同。血清PSA值和前列腺体积相关，但血清PSA与BPH的相关性为0.30ng/ml，与前列腺癌为3.5ng/ml。血清PSA升高可以作为前列腺癌穿刺活检的指征。一般临床将PSA≥4ng/ml作为分界点。血清PSA作为一项危险因素可以预测BPH的临床进展，从而指导治疗方法的选择。

（4）超声检查：B超可观察前列腺形态、结构、大小、有无异常回声、突入膀胱的程度，以及残余尿量。同时可了解双肾有无积水。最常用的是经腹壁途径，但经直肠超声更加准确，并可对疑有前列腺癌的组织进行超声定位穿刺活检。经直肠超声（TRUS）还可以精确测定前列腺体积（计算公式为0.52×前后径×左右径×上下径）。此外，超声还可显示膀胱内是否伴发结石。

（5）膀胱残余尿的测定：排尿后导尿测定残余尿较为准确，但有引起尿路感染之虑。目前采用经腹超声测，方法简便，患者无痛苦，且可反复进行。

（6）尿流动力学检查：包括尿流率的测定，膀胱和尿道功能测定等。对引起膀胱出口梗阻的原因有疑问或需要对膀胱功能进行评估时，建议行此项检查。对除外神经源性膀胱功能障碍，不稳定膀胱、逼尿肌括约肌功能失调等引起的排尿障碍尤为重要。

（7）放射性核素肾图检查：可了解双肾功能，并可了解尿路有无梗阻存在。

（8）静脉尿路造影：若患者有血尿，可了解双肾输尿管情况，以了解引起血尿的潜在病因。

（9）膀胱镜尿道镜检查：可了解尿道、前列腺、膀胱颈与膀胱内的情况，对下尿路梗阻症状明显，但直肠指诊前列腺无明显增大或有血尿的患者尤为重要。

（10）国际前列腺症状评分（IPSS）和生活质量评分（QOL）：IPSS评分标准是目前国际公认的判断BPH患者症状严重程度的最佳手段。IPSS评分是BPH患者下尿路症状严重程度的主观反映，它与最大尿流率、残余尿量以及前列腺体积无明显相关性。

IPSS评分患者分类如下：（总分0～35分）

轻度症状　0～7分

中度症状　8～19分

重度症状　20～35分

QOL评分（0～6分）是了解患者对其目前下尿路症状水平伴随其一生的主观感受，其主要关心的是 BPH 患者受下尿路症状困扰的程度及是否能够忍受，因此又称困扰评分。

以上两种评分尽管不能完全概括下尿路症状对 BPH 患者生活质量的影响，但是它们提供了医师与患者之间交流的平台，能够使医师很好地了解患者的疾病状态。

BPH 需要与膀胱颈挛缩、神经源性膀胱、异位前列腺以及苗勒管囊肿等疾病进行鉴别。

## 二、治疗

1. 观察等待　观察等待是一种非药物、非手术的治疗措施，包括患者教育、生活方式指导、随访等。BPH 是前列腺组织学一种进行性的良性增生过程，其发展过程较难预测，经过长时间的随访，BPH 患者中只有少数可能出现尿潴留、肾功能不全、膀胱结石等并发症。因此，对于大多数 BPH 患者来说，观察等待可以是一种合适的处理方式，特别是患者生活质量尚未受到下尿路症状明显影响的时候。

轻度下尿路症状（IPSS 评分≤7）的患者，以及中度以上症状（IPSS 评分≥8）同时生活质量尚未受到明显影响的患者，可以采用观察等待。接受观察等待之前，患者应进行全面检查以除外各种 BPH 相关并发症。接受观察等待的患者在随访至 1 年时 85% 保持病情稳定，5 年时 65% 无临床进展。

应该向接受观察等待的患者提供 BPH 疾病相关知识，包括下尿路症状和 BPH 的临床进展，特别应该让患者了解观察等待的效果和预后。同时还应该提供前列腺癌的相关知识。BPH 患者通常更关注前列腺癌发生的危险。包括以下两方面的指导：

（1）生活方式的指导：适当限制饮水可以缓解尿频症状，例如夜间和出席公共社交场合时限水。但每日水的摄入不应少于 1 500ml。酒精和咖啡具有利尿和刺激作用，可以引起尿量增多、尿频、尿急等症状，因此应适当限制酒精类和含咖啡因类饮料的摄入。指导排空膀胱的技巧，如重复排尿等。精神放松训练，把注意力从排尿的欲望中转移开。膀胱训练，鼓励患者适当憋尿，以增加膀胱容量和延长排尿间歇时间。

（2）合并用药的指导：BPH 患者常因为合并其他全身性疾病同时使用多种药物，应了解和评价患者这些合并用药的情况，必要时在其他专科医师的指导下进行调整以减少合并用药对泌尿系统的影响。治疗同时存在的便秘。随访是接受观察等待 BPH 患者的重要临床过程。观察等待开始后第 6 个月进行第 1 次随访，以后每年进行 1 次随访。随访的目的主要是了解患者的病情发展状况，是否出现临床进展以及 BPH 相关并发症和（或）绝对手术指征，并根据患者的愿望转为药物治疗或外科治疗。

2. 药物治疗　BPH 患者药物治疗的短期目标是缓解患者的下尿路症状，长期目标是延缓疾病的临床进展，预防并发症的发生。在减少药物治疗不良反应的同时保持患者较高的生活质量是 BPH 药物治疗的总体目标。

（1）α-受体阻滞剂：α-受体阻滞剂的作用机制和尿路选择性：α-受体阻滞剂是通过阻滞分布在前列腺和膀胱颈部平滑肌表面的肾上腺素能受体，松弛平滑肌，达到缓解膀胱出口动力性梗阻的作用。根据尿路选择性可将 α-受体阻滞剂分为非选择性 α-受体阻滞剂（酚苄明）、选择性 $\alpha_1$ 受体阻滞剂（多沙唑嗪、阿夫唑嗪、特拉唑嗪）和高选择性 $\alpha_1$ 受体阻滞剂（坦索罗辛 $\alpha_{1A} > \alpha_{1D}$，萘哌地尔 $\alpha_{1D} > \alpha_{1A}$ 等）。

α-受体阻滞剂临床用于治疗 BPH 引起的下尿路症状始于 20 世纪 70 年代。α-受体阻滞剂治疗后 48 小时即可出现症状改善，但采用 IPSS 评估症状改善应在用药 4~6 周后进行。

连续使用 α-受体阻滞剂 1 个月无明显症状改善，则不应继续使用。BPH 患者的基线前列腺体积和血清 PSA 水平不影响 α-受体阻滞剂的疗效，同时 α-受体阻滞剂也不影响前列腺体积和血清 PSA 水平。

α-受体阻滞剂不良反应：常见不良反应包括头晕、头痛、无力、困倦、逆行射精等，直立性低血压更容易发生在老年及高血压患者中。

（2）5α-还原酶抑制剂：5α-还原酶抑制剂通过抑制体内睾酮向双氢睾酮的转变，进而降低前列腺内双氢睾酮的含量，达到缩小前列腺体积、改善排尿困难的治疗目的。目前在我国国内应用的 5α-还原酶抑制剂包括非那雄胺（finasteride）和依立雄胺（epristeride）等。

非那雄胺适用于治疗有前列腺体积增大伴下尿路症状的 BPH 患者。对于具有 BPH 临床进展高危性的患者，非那雄胺可用于防止 BPH 的临床进展，如发生尿潴留或接受手术治疗。应该告知患者如果不接受治疗可能出现 BPH 临床进展的危险，同时也应充分考虑非那雄胺治疗带来的不良反应和较长的疗程。非那雄胺的长期疗效已得到证实，缩小前列腺体积达 20%~30%，改善患者的症状评分约 15%，提高尿流率 1.3~1.6ml/s，并能将 BPH 患者发生急性尿潴留和手术干预需要的风险降低 50% 左右，可以同时降低 BPH 患者血尿的发生率。

非那雄胺不良反应：非那雄胺最常见的不良反应包括勃起功能障碍、射精异常、性欲低下和其他，如男性乳房女性化、乳腺痛等。非那雄胺影响血清 PSA 水平：非那雄胺能降低血清 PSA 的水平，服用非那雄胺每天 5mg 持续 1 年可使 PSA 水平减低 50%。对于应用非那雄胺的患者，将其血清 PSA 水平加倍后，不影响其对前列腺癌的检测效能。

依立雄胺是一种非竞争性 5α-还原酶抑制剂，依立雄胺能降低 IPSS 评分、增加尿流率、缩小前列腺体积和减少残余尿量。

（3）联合治疗：联合治疗是指联合应用 α-受体阻滞剂和 5α-还原酶抑制剂治疗 BPH。联合治疗适用于前列腺体积增大、有下尿路症状的 BPH 患者。BPH 临床进展危险较大的患者更适合联合治疗。采用联合治疗前应充分考虑具体患者 BPH 临床进展的危险性、患者的意愿、经济状况、联合治疗带来的费用增长等。目前的研究结果证实了联合治疗的长期临床疗效。MTOPS 的研究结果显示与安慰剂相比，多沙唑嗪、非那雄胺均显著降低 BPH 临床进展的危险；而多沙唑嗪和非那雄胺的联合治疗进一步降低了 BPH 临床进展的危险。

（4）中药和植物制剂：中医药对我国医药卫生事业的发展以及中华民族的健康具有不可磨灭的贡献。目前应用于 BPH 临床治疗的中药种类很多，请参照中医或中西医结合学会的推荐意见开展治疗。

植物制剂，如普适泰（舍尼通）等在缓解 BPH 相关下尿路症状方面获得了一定的临床疗效，在国内外取得了较广泛的临床应用。

由于中药和植物制剂的成分复杂、具体生物学作用机制尚未阐明，积极开展对包括中药在内各种药物的基础研究有利于进一步巩固中药与植物制剂的国际地位。同时，以循证医学原理为基础的大规模随机对照的临床研究对进一步推动中药和植物制剂在 BPH 治疗中的临床应用有着积极的意义。

（5）对症治疗：如尿频、尿急等膀胱刺激症状较明显的患者，可选用黄酮哌酯类药物加以控制。

3. 手术治疗 手术仍为前列腺增生症的重要治疗方法。

（1）手术适应证：①反复尿潴留（至少在一次拔管后不能排尿或两次尿潴留）；②反复血尿，5α－还原酶抑制剂治疗无效；③反复泌尿系感染；④膀胱结石；⑤继发性上尿路积水（伴或不伴肾功能损害）。

BPH 患者合并膀胱大憩室、腹股沟疝、严重的痔疮或脱肛，临床判断不解除下尿路梗阻难以达到治疗效果者，应当考虑手术治疗。

（2）手术方法：BPH 的手术治疗包括一般手术治疗、激光治疗以及其他治疗方式。BPH 治疗效果主要反映在患者主观症状（如 IPSS 评分）和客观指标（如最大尿流率）的改变。治疗方法的评价则应考虑治疗效果、并发症以及社会经济条件等综合因素。

1）一般手术：经典的外科手术方法有经尿道前列腺电切术（TURP）、经尿道前列腺切开术（TUIP），以及开放性前列腺摘除术。目前 TURP 仍是 BPH 治疗的"金标准"。各种外科手术方法的治疗效果与 TURP 接近或相似，但适用范围和并发症有所差别。作为 TURP 或 TUIP 的替代治疗手段，经尿道前列腺电汽化术（TUVP）和经尿道前列腺等离子双极电切术（TUPKP）目前也应用于外科治疗。所有上述各种治疗手段均能够改善 BPH 患者 70% 以上的下尿路症状。

TURP：主要适用于治疗前列腺体积在 80ml 以下的 BPH 患者，技术熟练的术者可适当放宽对前列腺体积的限制。因冲洗液吸收过多导致的血容量扩张及稀释性低钠血症（经尿道电切综合征，TURS）发生率约 2%，危险因素有术中出血多、手术时间长和前列腺体积大等。TURP 手术时间延长，经尿道电切综合征的发生风险明显增加，如尿失禁、逆行射精、膀胱颈挛缩、尿道狭窄等。

TUIP：适用于前列腺体积小于 30ml，且无中叶增生的患者。TUIP 治疗后患者下尿路症状的改善程度与 TURP 相似。与 TURP 相比，并发症更少，出血及需要输血危险性降低，逆行射精发生率低、手术时间及住院时间缩短。但远期复发率较 TURP 高。

开放前列腺摘除术：主要适用于前列腺体积大于 80ml 的患者，特别是并发膀胱结石或并发膀胱憩室需一并手术。常用术式有耻骨上前列腺摘除术和耻骨后前列腺摘除术。需要输血的概率高于 TURP。术后各种并发症的发生率亦增高。

TUVP：适用于凝血功能较差和前列腺体积较小的 BPH 患者，是 TUIP 或 TURP 的另外一种选择，与 TURP 比较止血效果更好。远期并发症与 TURP 相似。

TUPKP：是使用等离子双极电切系统，并以与单极 TURP 相似的方式进行经尿道前列腺切除手术。采用生理盐水为术中冲洗液。术中出血及经尿道电切综合征发生减少。

2）激光治疗：前列腺激光治疗是通过组织汽化或组织凝固性坏死后的迟发性组织脱落达到解除梗阻的目的。疗效肯定的方式有经尿道钬激光前列腺剜除术、经尿道前列腺激光汽化术、经尿道前列腺激光凝固术等。

经尿道钬激光前列腺剜除术（HoLRP）：Ho：YAG 激光所产生的峰值能量可导致组织的汽化和前列腺组织精确和有效的切除。HoLRP 术后留置导尿时间短。术后排尿困难是最常见的并发症，发生率约为 10%。75%～80% 的患者出现逆行射精，没有术后勃起功能障碍的报道。

经尿道激光汽化术：与前列腺电汽化术相似，用激光能量汽化前列腺组织，以达到外科治疗的目的。短期 IPSS 评分、尿流率、QOL 指数的改善与 TURP 相当。术后尿潴留而需要导尿的发生率高于 TURP。术后无病理组织。长期疗效尚待进一步研究。

经尿道激光凝固术：是治疗 BPH 的有效手术方法。光纤尖端与前列腺组织之间保持约 2mm 的距离，能量密度足够凝固组织，但不会汽化组织。被凝固的组织最终会坏死脱落，从而减轻梗阻。优点在于其操作简单，出血风险以及水吸收率低。

3）其他治疗：①经尿道微波热疗（TUMT）：可部分缓解 BPH 患者的尿流率和 LUTS 症状。适用于药物治疗无效（或不愿意长期服药）而又不愿意接受手术的患者，以及伴反复尿潴留而又不能接受外科手术的高危患者。各种微波治疗仪的原理相似。超过 45℃ 为高温疗法。低温治疗效果差，不推荐使用。其 5 年的再治疗率高达 84.4%；其中药物再治疗率达 46.7%，手术再治疗率为 37.7%。②经尿道针刺消融术：是一种简单安全的治疗方法。适用于不能接受外科手术的高危患者，对一般患者不推荐作为一线治疗方法。术后下尿路症状改善 50%~60%，最大尿流率平均增加 40%~70%，3 年需要接受 TURP 约 20%。远期疗效有待进一步观察。③前列腺支架：是通过内镜放置在前列腺部尿道的金属（或聚亚氨脂）装置，可以缓解 BPH 所致下尿路症状。仅适用于伴反复尿潴留又不能接受外科手术的高危患者，作为导尿的一种替代治疗方法。常见并发症有支架移位、钙化、支架闭塞、感染、慢性疼痛等。

经尿道前列腺气囊扩张尚有一定的应用范围。目前尚无明确证据支持高能聚焦超声、前列腺酒精注射的化学消融治疗作为 BPH 治疗的有效选择。

（王　磊）

# 第二节　前列腺炎

## 一、概述

### （一）流行病学

前列腺炎是泌尿外科门诊常见与多发疾病，病情反复且治疗效果不尽如人意，有的医生戏称此疾病为："不是癌症的癌症疾病"。部分前列腺炎可以严重地影响患者的生活质量与心身健康。由于对前列腺炎的发病机制，病理生理到目前为止仍没有研究得十分清楚和前列腺炎患者临床表现的多样性，复杂性，使得前列腺炎的流行病学研究增加很多困难，而研究的结果受地域、饮食习惯、文化背景、季节、医生惯性思维以及研究设计方案、年龄群组选择、诊断标准的差异而影响结论的一致性。因此各国家均缺乏系统而详细的流行病学资料调查与研究，难以制订前列腺炎治疗与预防的相关医疗计划，从而对公共健康卫生事业造成巨大的经济负担。

### （二）发病率

应用不同的流行病学调查方法和选择不同的人群结构以及地域的不同造成在文献报道中前列腺炎患病率有较大的差异，国际健康中心的健康统计表明，35%~50% 的成年男性在一生的某个阶段会受到前列腺炎困扰，1977—1978 年前列腺炎发病率约为 25%。在美国前列腺炎与前列腺癌和良性前列腺增生症的发病率和就诊率接近，据 1990 年统计每年有 200 万前列腺炎患者，估计发病率为 5%~8%。Pavone 等报道意大利泌尿科门诊有近 18.9% 的患者因反复出现前列腺炎临床症状而就诊。在我国，前列腺炎约占泌尿男科门诊患者总数的1/3。根据尸检报告，国外前列腺炎发生率为 6.3% ~73.0%。Schatteman 等研究一组 238 例 PSA 增高或直肠指诊异常患者，前列腺均存有不同程度的炎症。夏同礼等研究 447 例急性猝死成人尸检前列腺标本，诊断前列腺炎 116 例，占 24.3%。Robertson 等对美国明尼苏达州的 Olmsted 社区前列腺炎发病情况调查，显示 40~79 岁的中老年男性前列腺炎发病率 9%。Collins 等对 31 681 例成年男性自我报告病史的调查结果显示前列腺炎发生率为 16%。Nickel 等应用美国国立卫生研究院前列腺炎症状评分 NIH - CPSI 对加拿大渥太华地区调查发现 2 987 名社区成年男性居民中回访率 29%，具有前列腺炎样症状 9.7%，其中 50 岁以下前列腺发病率在 11.5%，50 岁以上男性前列腺发病率为 8.5%。Mehik 等在芬兰对 2 500 例 20~59 岁男性的随机问卷研究表明前列腺炎发病率 14.2%。Ku 等对韩国 Choongchung Suth 省社区以及 Taejeon 省参军体检的 29 017 例如年轻人的 6 940 份随机问卷调查结果表明，6% 出现过耻区及会阴部疼痛不适，5.0% ~10.5% 出现过排尿异常，并对生活质量产生一定影响。值得注意的是，并不是所有前列腺炎样症状者都发展成或可以诊断为前列腺炎，前列腺炎的症状严重程度差异亦较大。Mettik 等对 261 例前列腺炎患者调查显示，只有 27% 的患者每年出现 1 次以上的症状，16% 持续出现症状。Turner 等对 357 例诊断为前列腺炎患者中的 304 例进行调查，结果只有 14.2% 的患者就诊于泌尿科，0.6% 的患者就诊于急诊，这些患者与就诊于基层综合门诊者相比，临床症状较多、较重，持续时间较长，NIH - CPSI 评分也较高，尤其是疼痛不适症状更明显。尽管前列腺炎的发病率很高，也是临床上诊断最多的疾病之一，但报道的发病率往往低于实际情况，原因可能包括：①该病不威胁生命，大部分慢性前列腺炎患者对自身的疾病情况不清楚，也不一定寻求医疗帮助。②前列腺炎患者的症状不典型且多样化造成误诊。③对该病的分类和诊断缺乏统一的标准。④存在无症状的前列腺炎患者。⑤医生的素质和对前列腺疾病认识的差异也可影响对前列腺炎的准确诊断。⑥有些文献资料也不十分可靠。目前国内尚缺乏这样大样本的调查研究。

（三）各种类型前列腺炎的发生情况

根据 1995 年 NIH 标准，前列腺炎分为急性细菌性前列腺炎（Ⅰ型）、慢性细菌性前列腺炎（Ⅱ型）、炎症性慢性骨盆疼痛综合征（ⅢA 型）、非炎症性慢性骨盆疼痛综合征（ⅢB 型）和无症状的炎性前列腺炎（Ⅳ型）。Ⅰ型前列腺炎比较少见，前列腺炎的 3 个主要类型为Ⅱ型、ⅢA 型和ⅢB 型。德国学者 Brunner 1983 年统计 600 例因前列腺炎就诊的患者，发现其中 5% 为细菌性前列腺炎、64% 为非细菌性前列腺炎、31% 为前列腺痛。Ⅳ型前列腺炎由于缺乏明显的症状而不为临床重视，只有因前列腺指诊异常和（或）PSA 增高而怀疑前列腺增生和前列腺癌进行前列腺活检时或因男性不育症进行精液分析时才偶然发现和诊断。Nickel 等对 80 例无症状的 BPH 患者进行组织活检，均存在组织学的炎症反应证据。Potts 等研究 122 例无症状的血清 PSA 增高男性，41.8% 存在前列腺炎。Carver 等在 227 例前列腺癌普查检出Ⅳ型前列腺炎 73 例，占 32.2%，并且血清的 PSA 明显高于无炎症的被普查者。国内李宏军调查 534 例患者，其中诊断前列腺炎 209 例，占 39.1%，Ⅳ型前列腺炎 135 例，占 25.3%。研究表明，Ⅳ型前列腺炎在老年男性和男性不育症中发病率较高，占不育男性中前列腺炎的半数以上。

（四）前列腺炎的年龄分布

前列腺感染可以发生在各个年龄段，以成年男性最多，是 50 岁以下男性就诊于泌尿外科最常见者。以前认为前列腺炎多发于有性活动的青壮年人，高发年龄 25～35 岁，但流行病学调查显示 36～65 岁者发病率高于 18～35 岁者，并与老年前列腺增生症患者具有很大的重叠性。夏同礼等进行尸检发现 50～59 岁前列腺炎发病率 25.4%，60～69 岁有一个发病高峰，达 36.4%，70 岁以上者为 13.8%。芬兰男性 40～49 岁组前列腺炎发病率最高，分别是 20～39 岁与 50～59 岁组的发病率的 1.7 倍和 3.1 倍，而且退休人员的发生率高达 35.6%。Collins 等估计美国每年 200 万前列腺炎患者发生于 18～50 岁占 50%，发生于 50 岁以上者占 50%。美国明尼苏达州一个社区调查显示，既往诊断为前列腺炎的患者，在随后进行的统一检查中诊断为前列腺炎的概率随着年龄的增加而明显增高，40、60 和 80 岁组患者分别为 20%、38% 和 50%。这些研究均提示，中老年男性前列腺炎的发病率也可以很高。

（五）发病的季节性

慢性前列腺炎的发病明显存在季节性。芬兰的调查显示，63% 的前列腺炎患者冬季症状明显加重。国内也有这种情况。而 Cllins 调查美国南部居民比北部居民的慢性前列腺炎发生率高 1.7 倍，说明过冷过热是慢性前列腺炎发病的诱因。

（六）与其他疾病的相关性

目前无明显证据表明前列腺炎与前列腺癌有关，但有部分症状重叠，由于慢性前列腺炎的难治性，部分患者可能会得抑郁症。Mehik 等调查显示，17% 的前列腺炎患者担心前列腺癌的发生明显高于健康男性。一项回顾性分析显示前列腺炎病史与前列腺癌的发生有一定相关性，但这个资料分析的数据还不完善。老年良性前列腺增生者易患尿路感染并感染前列腺，可能与前列腺炎的发生有一定关系。有报道 BPH 患者手术后的组织学检查，前列腺发现炎症者高达 84%～98%，BPH 患者既往诊断为前列腺炎比率更高；而无症状的 BPH 患者中，前列腺炎症组织学证据也十分常见。泌尿生殖道的炎症性疾病与前列腺炎发病也有十分重要的相关性。资料显示，性传播疾病与前列腺炎的发生具有高度相关性。慢性前列腺炎患者并发精索静脉曲张的机会往往较高，有报道达 50% 左右。Pavone 等发现精索静脉曲张在慢性前列腺炎患者中的发生率高达 14.69%，明显高于对照组的 5.02%；因精索静脉曲张、痔、前列腺静脉丛扩张具有解剖学上的相关性。输精管结扎术与前列腺炎的发生无相关性。Rizzo 等发现，慢性前列腺炎最常见的并发疾病是糖尿病（7.2%）、抑郁症（6.8%）。前列腺炎患者自我感觉过敏性疾病也明显高与一般人群，这也说明了感染或其他素引起了慢性前列腺炎患者的自身免疫性介导的炎症性反应。

（七）生活习惯和职业的影响

性生活不节制者，手淫过频及酗酒者前列腺炎的发病率较高。而规律的性生活对前列腺功能正常发挥具有重要的作用。芬兰的调查结果显示，离婚或独身的男性前列腺炎发病率明显低于已婚男性，可能与其性刺激及感染机会较少有关。Berger 等研究发现过度的性生活并不会引起前列腺炎，可能与研究对象病史、年龄构成不同有关。Mehik 等调查显示，43% 的前列腺炎患者有勃起功能障碍，24% 有性欲降低。来自性伴的精神心理压力也与前列腺炎的发生有相关性。生活质量问卷显示，多数前列腺炎患者的精神和体能受到明显影响。Ku 等发现部分前列腺炎患者有精神心理问题，尤其是患者抑郁和感觉体能虚弱，且常在前列腺炎样症状出现的早期阶段。某些特殊职业与前列腺炎的发生有明显相关性。赵广明等统计 318 例慢性前列腺炎患者，汽车司机占 28.9%，占工人的 46.9%。病因可能是久坐，冷热刺激，会阴部长期在湿热的条件下容易使前列腺的充血加重，经常在外留宿，增加了酗酒、嫖宿的机会，而性病后前列腺炎的发病率明显增高。

## 二、NIH 分类

1995 年，美国国立卫生研究院（National Institutes of Health，NIH）在过去综合分类的基础上对前列腺炎进行了重新分类，并在流行病学、病原学、病理发生学和治疗方法上都有了重大的突破，重新燃起了人们对该病的极大热情。1998 年"国际前列腺炎合作网络（IPCN）"调查并确定了这个分类方法在 3 年临床和研究应用中的作用，并建议推广使用。新的分类（NIH 分类）法及其基本特点如下：

（1）Ⅰ型（category Ⅰ）急性细菌性前列腺炎：急性细菌性前列腺炎是一种急性尿路感染。细菌存在于中段尿液，与引起尿路感染（urinary tract infections，UTIs）的微生物相同，主要为革兰阴性细菌。患者可表现为突发的发热性疾病，并伴有持续和明显的尿路感染症状。

（2）Ⅱ型（category Ⅱ）慢性细菌性前列腺炎：近几十年来，对于Ⅱ型前列腺炎的定义经历许多改变，主要是由于单纯根据临床定义而缺乏客观的循证医学证据及诊断方法的混乱。早在 20 世纪，人们就认为慢性前列腺炎是继发于细菌感染，尤其是革兰阳性菌；随着资料和经验的积累，一些学者对普遍存在的"慢性细菌性前列腺炎"提出质疑，认为只有在定位的前列腺内发现病原菌（主要是革兰阴性菌）才能诊断，并设计实验来区分尿道和前列腺的病原菌；1978 年以后认为，慢性细菌性前列腺炎是指在前列腺液内存在相当大数量的病原菌，同时没有尿道感染或没有类似急性前列腺炎那样的全身症状。目前认为，Ⅱ型前列腺炎患者的前列腺存在反复复发性的感染特征，具有前列腺炎样症状，前列腺内定位分析存在病原菌。多数研究者坚持认为这一类型的前列腺炎是由已经确立的泌尿系统病原微生物引起的前列腺炎症，并伴有反复发作的下尿路感染，具有复发性 UTIs 的特征，但这一限定只适合约 5% 的慢性前列腺炎患者。在诊断Ⅱ型前列腺炎时还存在许多疑问，例如现代诊断技术在区别细菌性和非细菌性前列腺炎的能力有限；使用敏感特异的诊断技术培养所谓的特殊泌尿道病原体结果与Ⅱ型前列腺炎的相关性难以确定；前列腺内定位分析的病原体与 UTIs 的关系不清；许多慢性前列腺炎患者前列腺液培养可以发现革兰阳性细菌，但却不一定是存在于前列腺内的，对其致病性也存在广泛的争议；彻底消除细菌与临床症状的改善情况之间缺乏相关性。目前，对于下列前列腺炎患者的分类和治疗情况还难以有一致性意见：①没有反复发作的 UTIs 病史，但是在前列腺内有定位病原菌存在的证据。②有反复发作的 UTIs 病史，但是病原菌却不定位于前列腺内。③定位分析前列腺内具有在其他情况下的非致病性的病原菌。因此需要加强相关研究，尤其是对那些还没有接受过抗生素治疗的初诊患者前列腺内定位病原菌的诊断和分析。

（3）Ⅲ型（category Ⅲ）慢性非细菌性前列腺炎/慢性骨盆疼痛综合征：Ⅲ型前列腺炎，慢性非细菌性前列腺炎/慢性骨盆疼痛综合征（chronic pelvic pain syndromes，CPPS），是前列腺炎中最常见的类型，也就是过去分类的慢性细菌性前列腺炎和前列腺痛，又可进一步分为ⅢA 型（category ⅢA）和（category ⅢB）。患者的主要临床表现为盆腔区域的疼痛或不适至少持续 3 个月以上，可伴随各种排尿和性生活方面症状，但无 UTIs 病史，实验室检查不能证实感染的存在。其中ⅢA 型为炎症性骨盆疼痛综合征，也称无菌性前列腺炎，在患者的精液、前列腺按摩液（expressed prostatic secretions，EPS）或前列腺按摩后尿液标本中存在有诊断意义的白细胞，是前列腺炎各种类型中最多见的一种。ⅢB型为非炎症性慢性骨盆疼痛综合征，在患者的精液、前列腺液或前列腺按摩后尿液中不存在有诊断意义的白细胞。患者的主要临床表现为盆腔区域的疼痛或不适至少持续3个月以上，可伴随各种排尿和性生活方面症状，但无UTTs病史，实验室检查不能证实感染的存在。对于如何命名Ⅲ型前列腺炎一直存在争议，目前认为非细菌性前列腺炎和前列腺痛的诊断给医师和研究者都带来了很大的困惑，给患者的情绪造成了很大的负担，因此建议不再采用。而统一使用CPPS的诊断，这样就拓宽了该病的范围，囊括了泌尿生殖系和肛周疼痛为主诉的非前列腺因素造成的疾病，因为学者们普遍认为慢性骨盆疼痛是这一类型前列腺炎患者中确定不变的因素。国外有些学者认为没有必要把ⅢA和ⅢB型前列腺炎区分开来，这是因为ⅢB型前列腺炎患者的前列腺液中有时也可含有过多的白细胞，而且这两种状态的治疗原则基本相同。

（4）Ⅳ型（categoryⅣ）无症状的炎症性前列腺炎（asymptomatic inflammatory prostatitis，AIP）：患者没有主观症状，因在其前列腺的活检组织、精液、前列腺液或前列腺按摩后尿液标本中偶然发现存在炎症反应的证据才得以诊断，患者前列腺液中前列腺特异性抗原（prostate specific antigen，PSA）水平也可增高。多数患者是因为血清PSA水平升高，在进行前列腺组织的活检时没有发现癌变，却偶然发现了炎症的存在；有一些男性不育症患者在进行不育原因检查时发现精液内存在大量炎症细胞，并因此发现了前列腺内也存在炎症反应。

临床上Ⅰ、Ⅱ型前列腺炎占5%~10%，Ⅲ型前列腺炎占90%~95%，Ⅳ型前列腺炎的确切发病情况还不清楚。

### 三、临床表现

#### （一）急性细菌性前列腺炎

突然发热、寒战、乏力、厌食、恶心、呕吐、后背及会阴或耻骨上区域痛、伴有尿频、尿急、尿道灼痛及排尿困难、夜尿多、全身不适并有关节痛和肌肉痛、排便痛、排便时尿道流白、性欲减退、性交痛、阳痿、血精。上述症状并非全都出现，有的早期只有发热、尿道灼感被误为感冒。直肠指诊：前列腺肿胀、触痛明显、整个或部分腺体坚韧不规则。前列腺液有大量白细胞或脓细胞以及含脂肪的巨噬细胞，培养有大量细菌生长。但急性期不应做按摩，以免引起菌血症。急性细菌性前列腺炎通常伴有不同程度的膀胱炎，尿培养可了解致病菌及药敏。可并发急性尿潴留、急性精囊腺或附睾炎。

#### （二）慢性细菌性前列腺炎

临床表现各有不同，其可由急性细菌性前列腺炎迁延而来，然多数患者先前无急性前列腺炎病史，有些患者仅因偶尔发现无症状菌尿而诊断。大多数有不同程度的排尿刺激症状：尿痛、尿急、尿频、夜尿多，有些患者尿末流出白色黏液，会阴、肛周、耻骨上、耻区、腰骶部、腹股沟、阴囊、大腿内侧及睾丸、尿道内有不适感或疼痛，可有全身不适，疲乏，失眠等精神症状，偶有射精后疼痛、血精、早泄和阳痿。约有1/3的患者无临床症状，仅靠前列腺液检查诊断，偶有急性发作。膀胱镜检查和泌尿系造影皆无异常发现。CBP患者PSA可升高。

#### （三）慢性非细菌性前列腺炎

患者数为细菌性前列腺炎的8倍。临床表现有时同细菌性前列腺炎，主诉有尿频、尿急、夜尿多、尿痛，感觉骨盆区、耻骨上或会阴生殖区疼痛或不适。可伴有头痛、乏力、失眠多梦、食欲缺乏、焦虑，随着病情时间延长，患者的精神症状愈加重，甚至怀疑自己得了不治之症，有时射精后痛和不适是突出特征。病理学检查无特殊发现。

虽然慢性细菌性和非细菌性前列腺炎临床特征有很多相似之处，但非细菌性前列腺炎患者前列腺液细菌培养阴性，也无尿路感染史。非细菌性前列腺炎的前列腺按摩液中白细胞和含有脂肪的巨噬细胞同样较正常多。慢性细菌性和非细菌性前列腺炎均可并发性功能减退和不孕，亦可并有免疫反应性疾病如虹膜炎、关节炎、心内膜炎、肌炎等。

（四）前列腺痛

前列腺痛是非细菌性前列腺炎的特殊类型。典型前列腺痛患者可能有前列腺炎的症状但无尿路感染的病史，前列腺液培养无细菌生长，前列腺液中大量炎症细胞，主要见于 20 ~ 45 岁的男性。主要症状是与排尿无关的"盆腔"痛，如会阴坠胀、阴茎、阴茎头、尿道痛，耻骨上下腹坠胀，腹股沟、阴囊、睾丸抽痛，下腰背痛，大腿内侧痛，个别甚至脚或肩痛，轻重不一，有的只有 2 ~ 3 个症状，精神痛苦很大，以致失眠。有些患者主诉间歇性尿急、尿频、夜尿多和排尿困难。刺激性排尿困难不是主要症状。许多患者意识到有不同的梗阻性排尿障碍症状，即排尿踌躇、尿流无力、尿线中断，所谓"脉冲"式排尿（"pulsating" voiding）。

泌尿生殖系和神经系统检查无特殊异常，有些患者指检时肛门括约肌有些紧，前列腺和其周围组织有触痛。前列腺液细菌培养阴性，前列腺液镜检正常，膀胱镜检查有轻中度梗阻和不同程度的膀胱小梁。前列腺痛的患者 PSA 可升高。

## 四、诊断

1. 临床症状　诊断前列腺炎时，应详细询问病史，了解发病原因或诱因；询问疼痛性质、特点、部位、程度和排尿异常等症状；了解治疗经过和复发情况；评价疾病对生活质量的影响；了解既往史、个人史和性生活情况。

（1）Ⅰ型：常突然发病，表现为寒战、发热、疲乏无力等全身症状，伴有会阴部和耻骨上疼痛，尿路刺激症状和排尿困难，甚至急性尿潴留。

（2）Ⅱ和Ⅲ型：临床症状类似，多有疼痛和排尿异常等。Ⅱ型可表现为反复发作的下尿路感染。Ⅲ型主要表现为骨盆区域疼痛，可见于会阴、阴茎、肛周部、尿道、耻骨部或腰骶部等部位。排尿异常可表现为尿急、尿频、尿痛和夜尿增多等。由于慢性疼痛久治不愈，患者生活质量下降，并可能有性功能障碍、焦虑、抑郁、失眠、记忆力下降等。

（3）Ⅳ型：无临床症状。

慢性前列腺炎症状评分：由于诊断慢性前列腺炎的客观指标相对缺乏并存在诸多争议，因此推荐应用 NIH - CPSI 进行症状评估。NIH - CPSI 主要包括 3 部分内容，有 9 个问题（0 ~ 43 分）。第一部分评估疼痛部位、频率和严重程度，由问题 1 ~ 4 组成（0 ~ 21 分）；第二部分为排尿症状，评估排尿不尽感和尿频的严重程度，由问题 5 ~ 6 组成（0 ~ 10 分）；第三部分评估对生活质量的影响，由问题 7 ~ 9 组成（0 ~ 12 分）。目前已被翻译成多种语言，广泛应用于慢性前列腺炎的症状和疗效评估。

2. 体检　诊断前列腺炎，应进行全面体格检查，重点是泌尿生殖系统。检查患者耻区、腰骶部、会阴部、阴茎、尿道外口、睾丸、附睾和精索等有无异常，有助于进行诊断和鉴别诊断。直肠指检对前列腺炎的诊断非常重要，且有助于鉴别会阴、直肠、神经病变或前列腺其他疾病，同时通过前列腺按摩获得 EPS。

（1）Ⅰ型：体检时可发现耻骨上压痛、不适感，有尿潴留者可触及耻骨上膨隆的膀胱。直肠指检可发现前列腺肿大、触痛、局部温度升高和外形不规则等。禁忌进行前列腺按摩。

（2）Ⅱ型和Ⅲ型：直肠指检可了解前列腺大小、质地、有无结节、有无压痛及其范围与程度，盆底肌肉的紧张度、盆壁有无压痛，按摩前列腺获得 EPS。直肠指检前，建议留取尿液进行常规分析和尿液细菌培养。

3. 实验室检查　如下所述。

（1）EPS 常规检查：EPS 常规检查通常采用湿涂片法和血细胞计数板法镜检，后者具有更好的精确度。正常的 EPS 中白细胞 <10 个/HP，卵磷脂小体均匀分布于整个视野，红细胞和上皮细胞不存在或偶见。当白细胞 >10 个/HP，卵磷脂小体数量减少即有诊断意义。胞质内含有吞噬的卵磷脂小体或细胞碎片等成分的巨噬细胞，也是前列腺炎的特有表现。当前列腺有细菌、真菌及滴虫等病原体感染时，可在 EPS 中检测出这些病原体。此外，为了明确区分 EPS 中白细胞等成分，可对 EPS 采用革兰染色等方法进行鉴别。如前列腺按摩后收集不到 EPS，不宜多次重复按摩，可让患者留取前列腺按摩后尿液进行分析。

（2）EPS－pH 测定：正常人 EPS 的 pH 介于 6.4~6.7，随年龄增长有升高趋势，逐渐变为碱性。在慢性细菌性前列腺炎时。EPS 的 pH 明显变为碱性，其碱性程度约比正常高 10 倍，大大影响前列腺内的抗生素浓度，影响治疗效果。前列腺炎所致的 EPS 的 pH 改变可能早于临床症状的出现，当出现临床症状时，前列腺上皮细胞的分泌功能和通透性已经改变，EPS 的 pH 已升高，在随后的病程中不会再有明显变化。故不论症状轻重，EPS 的 pH 升高提示前列腺炎症相对较重。另外，CBP 的 EPS 的 WBC 计数与 EPS 的 pH 升高的关系呈正相关，前列腺液中的白细胞参与炎症反应，白细胞越多，前列腺的细菌炎症反应越明显，上皮细胞水肿、坏死，导致前列腺上皮细胞分泌功能损害，枸橼酸分泌减少，pH 升高；同时细菌使前列腺上皮通透性增加，更多的组织液渗透到前列腺腔内，进一步稀释其中的枸橼酸，EPS 的 pH 更接近于组织液或血浆 pH。文献报道证实慢性前列腺炎治疗后 EPS 的 pH 可明显下降，但不能恢复正常，这可能因为治疗后前列腺细菌所致的前列腺上皮通透性稍有好转，但分泌功能很难恢复正常，此结果对 CBP 的诊断和治疗有指导意义。

（3）锌的含量：精浆中的锌主要来源于前列腺，是前列腺的特征性产物，可以间接反映前列腺的功能。有人测定慢性前列腺炎患者的精浆锌含量也降低，因此，有学者提出将精浆中锌含量减低作为慢性前列腺炎的诊断指标。慢性前列腺炎患者前列腺锌及精浆锌测定结果假阳性率分别为 10% 及 17%，故前列腺液中锌减低作为慢性前列腺炎的诊断指标，比精浆中锌减低更为直接、准确和可靠。因为精液除前列腺液以外还包括精囊液等其他成分。精液的采集可直接影响检查结果的准确性和可靠性，国外也有类似报道，当前列腺液中锌含量低于 493.74μg/ml 时，就应考虑有慢性前列腺炎的可能，此时结合前列腺液常规镜检白细胞数增高/高倍视野或细菌培养结果，即可确立诊断。此外，临床观察到有些慢性前列腺炎患者虽然临床治愈，前列腺液细菌检查阴性 1 年以上，可是前列腺液锌含量仍持续偏低，这些患者以后易发生前列腺炎复发，这说明前列腺液锌减低时会降低对炎症的防御功能，抗菌能力降低，容易导致前列腺炎复发。因此也可以通过测定前列腺液中锌来评价慢性前列腺炎的治疗效果及预后。

## 五、治疗

### （一）Ⅰ型

主要是广谱抗生素、对症治疗和支持治疗。开始时可经静脉应用抗生素，如广谱青霉素、三代头孢菌素、氨基糖苷类或氟喹诺酮等。发热与疼痛严重时，必要时给予退热药和止痛药，待患者的发热等症状改善后，可改用口服药物（如氟喹诺酮），疗程至少4周。症状较轻的患者也应使用抗生素2～4周。伴尿潴留者可采用细管导尿，但留置导尿时间不宜超过12小时或耻骨上膀胱穿刺造瘘引流尿液，伴前列腺囊肿者可采取外科引流，伴脓肿形成者可采取经直肠超声引导下细针穿刺引流、经尿道切开前列腺脓肿引流或经会阴穿刺引流。

### （二）Ⅱ型

慢性前列腺炎的临床进展性不明确，健康教育、心理和行为辅导有积极作用。患者应戒酒，忌辛辣刺激食物；避免憋尿、久坐，注意保暖，加强体育锻炼。慢性前列腺炎的治疗目标主要是缓解疼痛、改善排尿症状和提高生活质量，疗效评价应以症状改善为主，治疗以口服抗生素为主，选择敏感药物，疗程为4～6周，其间应对患者进行阶段性的疗效评价。疗效不满意者，可改用其他敏感抗生素。目前在治疗前列腺炎的临床实践中，最常用的一线药物是抗生素，但是只有约5%的慢性前列腺炎患者有明确的细菌感染，可根据细菌培养结果和药物穿透前列腺的能力选择抗生素。药物穿透前列腺的能力取决于其离子化程度、脂溶性、蛋白结合率、相对分子质量及分子结构等。可选择的抗生素有氟喹诺酮类（如环丙沙星、左氧氟沙星、洛美沙星和莫西沙星等）、四环素类（如米诺环素等）和磺胺类（如复方新诺明）等药物。前列腺炎确诊后，抗生素治疗的疗程为4～6周，其间应对患者进行阶段性的疗效评价。疗效不满意者，可改用其他敏感抗生素。不推荐前列腺内注射抗生素的治疗方法。症状严重时也可加用植物制剂和α-受体阻滞剂。

### （三）ⅢA型

抗生素治疗大多为经验性治疗，理论基础是推测某些常规培养阴性的病原体导致了该型炎症的发生。因此，推荐先口服氟喹诺酮等抗生素2～4周，然后根据疗效反馈决定是否继续抗生素治疗。只在患者的临床症状确有减轻时，才建议继续应用抗生素。推荐的总疗程为4～6周。部分此型患者可能存在沙眼衣原体、溶脲脲原体或人型支原体等细胞内病原体感染，可以口服四环素类或大环内酯类抗生素治疗。

### （四）ⅢB型

不推荐使用抗生素治疗。可选用α-受体阻滞剂改善排尿症状和疼痛。植物制剂、非甾体抗感染镇痛药和M受体阻滞剂等也能改善相关的症状，α-受体阻滞剂能松弛前列腺和膀胱等部位的平滑肌而改善下尿路症状和疼痛，因而成为治疗Ⅱ型/Ⅲ型前列腺炎的基本药物。α-受体阻滞剂主要有：多沙唑嗪（doxazosin）、萘哌地尔（naftopidil）、坦索罗辛（tamsulosin）和特拉唑嗪（terazosin）等。治疗中应注意该类药物导致的眩晕、直立性低血压和腹泻等不良反应，α-受体阻滞剂可能对未治疗过或新诊断的前列腺炎患者疗效优于慢性、难治性患者，较长程（12～24周）治疗效果可能优于较短程治疗，低选择性药物的效果可能优于高选择性药物。α-受体阻滞剂的疗程至少应在12周以上。α-受体阻滞剂可与抗生素合用治疗ⅢB型前列腺炎，合用疗程应在6周以上。非甾体抗炎镇痛药是治疗Ⅲ型前列腺炎相关症状的经验性用药。其主要目的是缓解疼痛和不适。临床对照研究证实赛来昔布对改善Ⅲ B 型前列腺炎患者的疼痛等症状有效。植物制剂在Ⅱ型和Ⅲ型前列腺炎中的治疗作用日益受到重视，植物制剂主要指花粉类制剂与植物提取物，其药理作用较为广泛，如非特异性抗炎、抗水肿、促进膀胱逼尿肌收缩与尿道平滑肌松弛等作用。常用的植物制剂有普适泰、沙巴棕及其浸膏等。由于品种较多，其用法用量需依据患者的具体病情而定，通常疗程以月为单位。不良反应较小。一项多中心对照研究结果显示，普适泰与左氧氟沙星合用治疗ⅢB型前列腺炎效果显著优于左氧氟沙星单一治疗。另一项随机、双盲、安慰剂对照研究结果显示，与安慰剂比较，普适泰长期（6个月）治疗可以显著减轻Ⅲ型前列腺炎患者的疼痛和排尿症状。

M 受体阻滞剂：对伴有膀胱过度活动症（over active bladder，OAB）表现如尿急、尿频和夜尿但无尿路梗阻的前列腺炎患者，可以使用 M 受体阻滞剂（如托特罗定等）治疗。抗抑郁药及抗焦虑药：对并发抑郁、焦虑等心理障碍的慢性前列腺炎患者，在治疗前列腺炎的同时，可选择使用抗抑郁药及抗焦虑药治疗。这些药物既可以改善患者精神症状，还可以缓解排尿异常与疼痛等躯体症状。应用时必须注意这些药物的处方规定和药物不良反应。可选择的抗抑郁药及抗焦虑药主要有三环类抗抑郁剂、选择性 5 - 羟色胺再摄取抑制剂和苯二氮䓬类药物。

（五）Ⅳ型

一般不需治疗。如患者并发血清 PSA 值升高或不育症等，应注意鉴别诊断并进行相应治疗，可取得较好的临床效果。

（六）其他治疗

（1）前列腺按摩：前列腺按摩是传统的治疗方法之一，研究显示适当的前列腺按摩可促进前列腺腺管排空并增加局部的药物浓度，进而缓解慢性前列腺炎患者的症状，故可为治疗难治性Ⅲ型前列腺炎的辅助疗法。Ⅰ型前列腺炎患者禁用。

（2）生物反馈治疗：研究表明慢性前列腺炎患者存在盆底肌的协同失调或尿道外括约肌的紧张。生物反馈合并电刺激治疗可使盆底肌松弛，并使之趋于协调，同时松弛外括约肌，从而缓解慢性前列腺炎的会阴部不适及排尿症状。该治疗无创伤，为可选择性治疗方法。

（3）热疗：主要利用多种物理手段所产生的热效应，增加前列腺组织血液循环，加速新陈代谢，有利于消炎和消除组织水肿，缓解盆底肌肉痉挛等。有经尿道、直肠及会阴途径，应用微波、射频、激光等物理手段进行热疗的报道。短期内虽有一定的缓解症状作用，但无长期的随访资料。对于未婚及未生育者不推荐使用，以免损伤睾丸，影响生育功能。

（4）前列腺注射治疗/经尿道前列腺灌注：治疗尚缺乏循证医学证据，其疗效与安全性尚不确切，不建议使用。

（5）手术治疗：经尿道膀胱颈切开术、经尿道前列腺切开术等手术对于慢性前列腺炎很难起到治疗作用，仅在合用前列腺相关疾病有手术适应证时选择上述手术。如硬化性前列腺并发有前列腺炎症状时可选择前列腺颈部电切，能取得良好的效果。

（王　磊）

# 第三节　前列腺癌

前列腺癌是世界上最常见的男性恶性肿瘤之一。发达国家发病率高于发展中国家，美国的前列腺癌发病率占男性恶性肿瘤首位，在欧美是占第二位的常见的男性恶性肿瘤。我国前列腺癌发病率远低于西方国家，但近年呈显著增长趋势。近十多年来，由于提高了对前列腺癌的警惕性，特别是前列腺特异性抗原（PSA）检测和经直肠 B 超在前列腺癌诊断中的广泛应用，前列腺癌的早期诊断率已较前大大提高。

## 一、概述

### （一）流行病学

前列腺癌的发病率在世界范围内有很大不同，美国黑人发病率最高，亚洲和北非地区发病率最低。发病率大致如下：加拿大、南美、斯堪的那维亚、瑞士和大洋洲为（30～50）/10 万男性人口；欧洲多数国家为 20/10 万男性人口；中国、日本、印度等亚洲国家低于 10/10 万男性人口。说明前列腺癌的发病有种族差异。

临床无症状而于尸检或其他原因检查前列腺时发现的为潜伏癌，即组织学证实为前列腺癌，但不发展成为临床癌。前列腺潜伏癌的发病率在 25%～40%。

对前列腺增生症手术标本进行病理检查，发现有癌病灶者称为偶发癌，占前列腺增生症手术的 8%～22%，我国统计为 4.9%。

前列腺癌的发病机制还不清楚，但与性激素有一定的关系。从事化工、染料、橡胶、印刷等职业者，前列腺癌发病率较高，但诱癌的化学成分仍不清楚。

高脂饮食是前列腺癌的诱发因素而不是病因。其中红色肉类危险最大，饱和脂肪酸、单不饱和脂肪酸、α 亚油酸常与恶性程度高的前列腺癌有关。绿色蔬菜中含有的高水平的维生素 A 可以抑制前列腺癌的发生，蔬菜中的类雌激素样物质可以干扰雄激素对前列腺癌的作用，减少前列腺癌的发生。

输精管结扎术是否使发生前列腺癌的危险性增加还有待深入研究。病毒感染是前列腺癌的环境触发点。

癌基因和抑癌基因是前列腺癌发生发展的重要因素。

H-ras 基因突变是在肿瘤细胞中发现最早的突变基因。局限性前列腺癌中间 ras 基因突变率为 6%～25%。在潜伏癌中多见 K-ras 基因突变，而在临床癌中则以 H-ras 基因突变为主，提示 K-ras 基因突变的前列腺癌不易向恶性发展。

目前研究已确定的抑癌基因有 WT 基因（11P13）、NF1 基因（17q11）、NF2 基因（22q12）、DCC 基因（18q21）、P53 基因（7P13）、Rb 基因（13q14）、APC 基因（5q22）和 VHL 基因（3P25）等。

前列腺癌标本中 10q、7q、3q、9q、11P、13q、17p 和 18q 分子遗传学研究发现，大多数肿瘤中至少存在一种染色体的等位基因丢失。其中最常发生染色体变化的是 10 号和 16 号染色体长臂及 8 号染色体短臂，推测在这些区域可能存在着潜在的抑癌基因。

约 1/5 的前列腺癌中存在着 17P、18q 和 13q 的染色体改变，而 P53、DDC 和 Rb 基因就位于上述染色体的相应区域。

E – cadherin 是上皮细胞黏附分子，该基因位于 16q22 上。E – cadherin 是肿瘤细胞发生浸润转移的重要调节因子。E – cadherin 表达水平与肿瘤的 Gleason 分级呈正相关，是肿瘤进展和不良预后的指标。

生长因子及其受体和宿主微环境的改变在肿瘤的生长和转移中起着重要作用。这些起调节作用的介质有碱性成纤维细胞生长因子（bFGF）、角化细胞生长因子（KGF）、肝细胞生长因子/分散因子（GHF/SF）、转化生长因子 – β（TGF – β）、胰岛素样生长因子（IGF）、转化生长因子 – α/上皮生长因子（TGF – α/EGF）等。

遗传性前列腺癌：前列腺癌有一定的家族遗传倾向，一级亲属中有 2 ~ 3 人患前列腺癌的男性发生前列腺癌的概率高出对照组 5 ~ 11 倍。发病年龄 <55 岁的前列腺癌患者约 43% 有遗传倾向。在所有前列腺癌患者中仅约 9% 有家族遗传倾向。

（二）病理

前列腺癌较多发生于外周区，其次为移行区和中央区。最常见的病理类型是腺癌，占所有前列腺癌的 64.8% ~ 98%，其他类型包括黏液腺癌、前列腺导管腺癌、小细胞癌、鳞癌和腺鳞癌、癌肉瘤、移行细胞癌、腺样基底细胞肿瘤及恶性间质肿瘤罕见。腺癌的特征表现是前列腺管腔衬以微腺泡增生样结构，没有基底细胞，其中一部分细胞以核变大为主。免疫组织化学技术的应用对前列腺癌的病理诊断有辅助价值。其中以 PSA 和高分子量的基底细胞特异性角蛋白（Clone 34βE12）最有意义。

WHO 根据腺管分化程度将前列腺癌分三级：高分化癌、中分化癌和低分化癌（或未分化癌）。Gleason 分级分 5 级（1 代表分化最好，5 代表分化最差），Gleason 评分从 2（1 + 1）至 10（5 + 5）分。Gleason 评分对应分为三级：高分化（2 ~ 4 分），中分化（5 ~ 7 分），低分化（8 ~ 10 分）。

前列腺上皮内瘤（PIN）是前列腺癌的癌前病变。

前列腺癌细胞分激素依赖型、激素敏感型和激素非依赖型三种，前两种占多数，不同的细胞类型对内分泌治疗的反应不同。

（三）前列腺癌的临床分期

前列腺癌临床分期的目的是更好地估计患者的预后和有效地指导治疗。前列腺癌的病理分期与临床分期密切相关。目前有 4 种分期方法用于临床：①Jewett – whitmore – prout 系统；②由国际抗癌协会推荐使用的 TNM 系统；③美国健康研究院器官系统合作中心（Organs Systems Coordinating Center，OSCC）推荐的 OSCC 系统；④超声分期系统。我国应用较多的是 ABCD 系统（表 7 – 1）和 TNM 系统（表 7 – 2）。

表 7 – 1　ABCD 分期系统

| A 期（Ⅰ期） | 前列腺潜伏癌或偶发癌 |
| --- | --- |
| $A_1$ | 组织学检查肿瘤 <3 个/HP |
| $A_2$ | 组织学检查肿瘤 >3 个/HP |
| B 期（Ⅱ期） | 肿瘤结节局限于前列腺内 |
| $B_1$ | 小的孤立的结节局限于前列腺一叶之内（或肿瘤直径 <1.5cm） |
| $B_2$ | 多个肿瘤结节，侵犯前列腺的范围大于一叶（或肿瘤直径 >1.5cm） |

| | |
|---|---|
| C 期（Ⅲ期） | 肿瘤侵犯邻近器官，如精囊 |
| $C_1$ | 肿瘤突破前列腺被膜，但未侵犯精囊 |
| $C_2$ | 肿瘤侵犯精囊或盆腔壁 |
| D 期（Ⅳ期） | 肿瘤有区域性淋巴结、远处淋巴结或远处脏器转移 |
| $D_1$ | 肿瘤侵犯主动脉分支以下的盆腔淋巴结 |
| $D_2$ | 肿瘤侵犯主动脉分支以上的淋巴结和（或）有远处脏器的转移 |

### 表 7-2 前列腺癌 TNM 分期

原发肿瘤（T）

临床

病理（PT）*

$T_x$ 原发肿瘤不能评价

$T_0$ 无原发肿瘤证据

$T_1$ 不能扪及和影像学难以发现的临床

隐匿肿瘤

$T_{1a}$ 偶发肿瘤，体积＜所切除

组织体积的 5%

$T_{1b}$ 偶发肿瘤，体积＞所切除

组织体积的 5%

$T_2$ 局限于前列腺的肿瘤　　　　　　　　　　　$pT_2$ 局限于前列腺

$T_{2a}$ 局限于单叶的 1/2（≤1/2）　　　　　　　　$pT_{2a}$ 肿瘤限于单叶 1/2

$T_{2b}$ 肿瘤超过单叶 1/2，但限于该单叶　　　　　$pT_{2b}$ 肿瘤超过单叶 1/2，但限于该单叶

$T_3$ 肿瘤突破前列腺包膜**　　　　　　　　　　$pT_{2c}$ 肿瘤侵犯两叶

$T_{3a}$ 肿瘤侵犯包膜外（单侧或双侧）　　　　　　$pT_3$ 肿瘤突破前列腺

$T_{3b}$ 肿瘤侵犯精囊　　　　　　　　　　　　　　$pT_{3a}$ 肿瘤突破前列腺

$T_4$ 肿瘤固定或侵犯除精囊外的其他邻近组织　　$pT_{3b}$ 侵犯精囊

　　如膀胱颈、尿道外括约肌、直肠、肛提肌和（或）盆壁　　$pT$ 侵犯膀胱、直肠

区域淋巴结（N）***

临床　　　　　　　　　　　　　　　　　　　　病理

$N_x$ 区域淋巴结不能评价　　　　　　　　　　　$pN_x$ 无区域淋巴结取样标本

$N_0$ 无区域淋巴结转移　　　　　　　　　　　　$pN_0$ 无区域淋巴结转移

$N_1$ 区域淋巴结转移　　　　　　　　　　　　　$pN_1$ 区域淋巴结转移

远处转移（M）****

$M_x$ 远处转移无法评价

$M_0$ 无远处转移

$M_1$

$M_{1a}$ 有区域淋巴结以外的淋巴结转移

$M_{1b}$ 骨转移

$M_{1c}$ 其他器官组织转移

| 分期编组 | | | | |
|---|---|---|---|---|
| Ⅰ 期 | $T_{1a}$ | $N_0$ | $M_0$ | $G_1$ |
| Ⅱ 期 | $T_{1a}$ | $N_0$ | $M_0$ | $G_{2 \sim 4}$ |
| | $T_{1b}$ | $N_0$ | $M_0$ | 任何 G |
| | $T_{1c}$ | $N_0$ | $M_0$ | 任何 G |
| | $T_1$ | $N_0$ | $M_0$ | 任何 G |
| | $T_2$ | $N_0$ | $M_0$ | 任何 G |
| Ⅲ 期 | $T_3$ | $N_0$ | $M_0$ | 任何 G |
| Ⅳ 期 | $T_4$ | $N_0$ | $M_0$ | 任何 G |
| | 任何 T | $N_1$ | $M_0$ | 任何 G |
| | 任何 T | 任何 N | $M_1$ | 任何 G |

病理分级

Gx 病理分级不能评分

$G_1$ 分化良好（轻度异形）（Gleason 2～4）

$G_2$ 分化中等（中度异形）（Gleason 5～6）

$G_{3 \sim 4}$ 分化差或未分化（重度异形）（Gleason 7～10）

注：＊：穿刺发现的单叶或两叶肿瘤，但临床无法扪及或影像学不能发现的定为 $T_{1c}$；＊＊：侵犯前列腺尖部或包膜但未突破包膜的定为 $T_2$，非 $T_3$；＊＊＊：不超过 0.2cm 的转移定为 $pN_1$；＊＊＊＊：当转移多于一处，为最晚的分期。

## 二、临床表现

前列腺癌的临床表现缺乏特异性，归纳起来主要有三方面的症状。

1. 膀胱出口梗阻症状　早期前列腺癌常无症状，只有当肿瘤体积大至压迫尿道时，才可出现膀胱出口梗阻症状。膀胱出口梗阻是前列腺癌最常见的临床表现，但与前列腺增生症（BPH）所引起的膀胱出口梗阻症状不易区别。前列腺癌所致膀胱出口梗阻症状发展较 BPH 所致膀胱出口梗阻症状快，有时缺乏进行性排尿困难的典型过程。由于多数前列腺癌患者同时伴有 BPH，因此，膀胱出口梗阻症状不具特异性。

膀胱出口梗阻症状通常分为梗阻性和刺激性两大类。梗阻性症状包括尿流缓慢、踌躇、尿不净，严重时可出现尿潴留（肿瘤压迫前列腺段尿道所致）。刺激性症状包括尿频、尿急，是梗阻引起继发性逼尿肌不稳定性所致。但是，当前列腺癌侵犯膀胱三角区或盆神经时也可出现刺激性症状。

国际前列腺症状评分（IPSS）用于评价前列腺癌所致膀胱出口梗阻的严重程度，并可作为前列腺癌非手术治疗效果的临床评价指标。

2. 局部浸润性症状　前列腺癌向尿道直接浸润可引起血尿，血尿是一个并不常见的症状，也不具特异性，在前列腺癌中发生率低于在 BPH 的发生率，不超过 16%。尿道外括约肌受侵犯时，可出现尿失禁。包膜外侵犯时，可致性神经血管束受损而出现阳痿。包膜受侵犯时可出现类似前列腺炎症状。精囊受侵犯时可出现血精，老年男性出现血精应怀疑前列腺癌可能。肿瘤侵犯直肠症状，表现为排便异常。在直肠镜检中发现的腺癌应怀疑可能系前列腺肿瘤侵犯所致，PSA 染色可资鉴别。

3. 转移性症状 骨转移的最常见症状是骨局部疼痛，骨扫描提示发生骨转移以脊柱特别是腰、胸椎最常见（74%），其次为肋骨（70%）、骨盆（60%）、股骨（44%）和肩部骨骼（41%）。椎体转移压迫脊髓引起的神经症状发生率为 1% ~ 12%。

前列腺癌致淋巴结转移发生率很高，但常难以发现。表浅淋巴结在常规查体中易于发现，深部淋巴结转移则难以发现，只有当转移淋巴结增大压迫相应器官或引起淋巴回流障碍时才表现出相应的症状，如肿大淋巴结引起输尿管梗阻、水肿、腰痛、下肢淋巴肿等，但此时多已属晚期。

前列腺癌转移至骨骼和淋巴系统以外器官和组织的发生率很低，但若出现，常表明肿瘤广泛转移已至晚期。

### 三、诊断

1. 直肠指检（DRE） 直肠指检对前列腺癌的诊断和临床分期具有重要意义。检查时要注意前列腺大小、外形、有无不规则结节、中央沟情况、肿块大小、活动度、硬度及精囊情况。前列腺增大、表面平滑、中等硬度者多为增生，触到硬结者应疑为癌。

早期前列腺癌（$T_{2a}$ 期）直肠指检时仅能触及结节而表面尚光滑（肿瘤未侵及包膜）。$T_{2b}$ 期前列腺癌直肠指检在触及结节同时可触及病变一侧前列腺增大。$T_3$ 期前列腺癌直肠指检不仅可触及坚硬的结节，而且常因包膜受累而结节表面粗糙，致前列腺外形不正常，同时可触及异常的精囊，但前列腺活动尚正常。$T_4$ 期前列腺癌直肠指检前列腺不但体积增大、变硬、表面粗糙、精囊异常，并且前列腺固定且边界不清。

直肠指检触及的前列腺硬结应与肉芽肿性前列腺炎、前列腺结石、前列腺结核、非特异性前列腺炎和结节性 BPH 相鉴别。此外，射精管病变、精囊病变、直肠壁静脉石、直肠壁息肉或肿瘤也可在直肠指检时误诊为前列腺肿瘤。

50 岁以上男性每年至少做一次直肠指检，作为筛选前列腺癌的主要方法之一。

2. 前列腺特异性抗原（Prostate specific antigen，PSA） PSA 是由 237 个氨基酸组成的单链糖蛋白，分子量约为 34KDa，由前列腺上皮细胞分泌产生，功能上属于类激肽释放酶的一种丝氨酸蛋白酶。目前 PSA 检测已成为前列腺癌筛选、早期诊断、分期预后、评价疗效、随访观察的一项非常重要的生物学指标。与传统的前列腺癌瘤标 PAP 相比，敏感性和特异性都有明显提高。血清 PSA 水平 0 ~ 4.0ng/ml 为男性正常值范围。

前列腺按摩后血 PSA 水平会上升 1.5 ~ 2.0 倍，7 天后影响会明显减小。前列腺穿刺活检的患者血清 PSA 会明显升高，平均升高 5.91 倍，前列腺穿刺活检后 PSA 检测应在至少一个月后进行。

PSAD 即血清 PSA 浓度与超声检查测定的前列腺体积的比值（PSA 单位为 ng/ml，前列腺体积单位为 ml），PSAD 在鉴别前列腺癌和 BPH 中有重要意义。前列腺癌患者血液中 fP-SA/tPSA 的比值明显低于 BPH 患者。血 PSA 在 4.0 ~ 10.0ng/ml 时，PSAD 和 fPSA/tPSA 可以提高前列腺癌诊断的敏感性和特异性，但目前尚未确定标准的临界值。

PSAV 是指在单位时间内血清 PSA 水平的变化值。前列腺癌引起的 PSA 水平升高的速度较 BPH 快，目前以 PSAV 0.75ng/（ml·年）作为鉴别的标准。

不同年龄组的男性 PSA 值不同，前列腺癌的检测应选用年龄特异 PSA 参考值，对提高早期诊断率亦有重要意义（表 7 - 3）。

3. 前列腺特异膜抗原（PSM）检测　PSM 是前列腺细胞特有的一种固有跨膜糖蛋白，分子量为 100kDa，PSM 在血清中难以检测，较敏感的方法是检测患者外周血中 PSM mRNA。采用反转录 - 巢式 PCR 技术检测前列腺癌患者血清 PSM mRNA 的阳性率达到 62.3%。检测外周血 PSM mRNA 的表达有助于发现临床未知的早期前列腺癌血行转移（微转移），从分子水平确定分期，也有助于判断前列腺癌复发和进展的情况。反转录 - 巢式 PCR 技术同时检测前列腺癌患者血清 PSM mRNA 和 PSA mRNA 更可提高诊断的阳性率。

表 7 - 3　年龄与 PSA 的关系

| 年龄（岁） | 血 PSA 正常范围 ng/ml | |
| --- | --- | --- |
| | Oesterling 等（471 例） | Dalkin 等（5 226 例） |
| 40 ~ 49 | 0 ~ 2.5 | |
| 50 ~ 59 | 0 ~ 3.5 | 0 ~ 3.5 |
| 60 ~ 69 | 0 ~ 4.5 | 0 ~ 5.4 |
| 70 ~ 79 | 0 ~ 6.5 | 0 ~ 6.3 |

4. 影像学检查　经直肠的超声检查（TRUS）是前列腺癌影像学检查的最重要方法。超声检查的诊断准确率在 60% ~ 80%，明显高于 DRE 检查。超声检查中前列腺癌多呈低回声改变，外形不对称、回声不均匀、中央区和外周区界限不清和包膜不完整。精囊受侵犯也可在超声检查中发现。

静脉尿路造影对诊断前列腺癌本身并无特殊意义，早期前列腺癌除非有血尿症状，一般无须行 IVU 检查。前列腺癌骨转移者可以在 X 线平片中发现。

前列腺癌 CT 检查诊断率不如 TRUS，但对前列腺癌伴盆腔淋巴结转移者有重要意义，诊断准确率为 40% ~ 50%。

MRI 诊断前列腺癌明显优于 CT 检查。$T_2$ 加权像表现为高信号的前列腺周边带内出现低信号缺损区，但有时与前列腺炎不易区别。MRI 诊断率在 60% ~ 80%。MRI 可以通过腺体不规则、不对称及前列腺外脂肪组织影改变等来判断前列腺癌的包膜外侵犯。与 CT 相比，MRI 在诊断盆腔淋巴结转移上并无优越性。

放射性核素骨扫描诊断前列腺癌骨转移敏感性较 X 线检查高，能比 X 线早 3 ~ 6 个月发现转移灶，但也有假阳性结果，如关节炎、陈旧性骨折、骨髓炎、骨手术后等常可出现假阳性结果。X 线检查可以帮助鉴别。血 PSA 可帮助诊断骨转移，敏感性较高。PSA < 20ng/ml 者，骨扫描少有异常发现。

5. 腹腔镜盆腔淋巴结活检术（LPLND）　腹腔镜盆腔淋巴结活检术可以准确判断淋巴结转移情况，手术适合于前列腺病理活检 Gleason 评分 > 6 或 PSA > 20ng/ml，但尚无转移证据的前列腺癌患者。

6. 穿刺活检　病理检查是诊断前列腺癌的金标准。前列腺穿刺活检按部位分为经会阴穿刺活检和经直肠穿刺活检，以经直肠穿刺活检最为常用。按使用穿刺针不同分为针吸细胞学检查和系统穿刺活检。前列腺穿刺活检可在肛指引导和各种影像学检查引导下进行，超声检查和肛指引导下的前列腺穿刺活检最为常用。

前列腺穿刺活检的诊断准确率可达90%左右，经直肠超声引导下的前列腺穿刺活检准确率较肛指引导下穿刺为高。对前列腺无结节，但怀疑前列腺癌患者应行系统穿刺活检（六针穿刺法，即左右叶各三针）。

前列腺穿刺活检前患者的常规准备包括：①停止使用抗凝剂、抗血小板剂5~7天。②检查前2~4小时清洁肠道。③适当应用抗生素。

前列腺穿刺活检的常见并发症有感染、出血、血管迷走神经反应和肿瘤种植等。并发症发生与穿刺针的类型、引导方法等无关。

### 四、治疗

#### （一）随访观察

$T_{1a}$和$T_{1b}$期前列腺癌的转归截然不同。$T_{1a}$期前列腺癌患者病情进展缓慢，随访4年只有4%患者发现病情进展，而$T_{1b}$期则高达33%。对$T_{1a}$期只需随访观察，只有年轻、预期寿命>10年的$T_{1a}$期患者需要积极治疗。$T_{1b}$和$T_{1c}$期应行积极治疗，对预期寿命<10年、病理分级呈高分化的前列腺癌可随访观察。

#### （二）前列腺癌根治术

适合于预期寿命>10年的临床$T_1$和$T_2$期患者，也是$T_3$期前列腺癌的有效治疗方法，疗效明显优于其他治疗方法。手术的关键是尽可能彻底地切除病灶。手术的效果与分期关系密切，因此准确的术前分期十分重要。精囊侵犯并不是根治术的禁忌证，但提示单纯根治术效果不理想，往往需辅以其他治疗。

前列腺癌根治术的早期并发症有出血、直肠损伤和血栓形成。远期并发症有膀胱颈部挛缩、尿失禁和阳痿。

#### （三）内分泌治疗

前列腺癌是一种激素依赖性疾病，采用内分泌治疗可取得良好的近期疗效。内分泌治疗是局部晚期前列腺癌，伴有盆腔淋巴转移和伴有远处转移的前列腺癌的主要治疗方法。

内分泌治疗前列腺癌主要是通过下列途径达到减少雄激素作用的目的：①抑制垂体促性腺激素的释放，抑制睾酮的产生。②双侧睾丸切除术，去除睾酮产生的源地。③直接抑制类固醇的合成，减少睾酮的产生。④抑制靶组织中雄激素的作用。

（1）睾丸切除术：双侧睾丸切除后，血睾酮水平迅速下降至术前水平的5%~10%，从而抑制前列腺癌细胞的生长，血PSA水平迅速下降，转移性骨痛可迅速缓解。手术简单安全，可在局部麻醉下完成。疗效可靠，并发症少。

（2）LHRH-A（促性腺释放激素促效剂）：LHRH-A与垂体性腺质膜上的LHRH受体具有高度的亲和力，作用能力比LHRH更强和更长。给药初期可刺激垂体产生LH和FSH，使睾酮水平上升，但很快垂体的LHRH受体就会丧失敏感性，使LH和FSH分泌停止，睾丸产生睾酮的能力也随之降至去势水平，LHRH-A的作用可维持长达三年之久。另外，动物实验证明，LHRH-A对前列腺癌细胞也有直接的抑制作用。

（3）雌激素治疗：雌激素是最早应用于前列腺癌内分泌治疗的药物。己烯雌酚（Diethylstilbestrol，DES）是最古老药物，其作用机制主要是通过反馈抑制垂体促性腺激素分泌，从而抑制睾丸产生睾酮。另外，雌激素对前列腺癌细胞也有直接的抑制作用。常用剂量为

1～3mg/d。常见不良反应有恶心、呕吐、水肿、阳痿、男性乳房女性化。

（4）抗雄激素治疗：抗雄激素药物分为类固醇类和非类固醇类两大类。

类固醇类抗雄激素药物主要是孕激素类药物，具有阻断雄激素受体和抑制垂体释放 LH，从而抑制睾酮分泌达到去势后水平的双重作用。但如果单独长期使用，睾丸会逃逸垂体的抑制作用而使睾酮水平逐渐回升。因此，这类药物不如己烯雌酚或睾丸切除术疗效稳定。常用的有醋酸环氯地黄体酮（环丙甲地孕酮）（Cyproterone acetate，Androcur），是第一个用于治疗前列腺癌的抗雄激素药物。口服 100mg，每日 2 次，有效率为 70%。不良反应有胃肠道症状及男性乳房女性化。非类固醇类抗雄激素药物常用有 3 种：①氟他胺。②尼鲁米特。③康士得。

### （四）放射治疗

20 世纪 50 年代 Bagshow 在前列腺癌根治治疗方法中引入放射治疗，40 年的临床实践证明，放疗可以有效地治疗前列腺癌，局部控制率可高达 65%～88%。

（1）外照射放射治疗：外照射放射治疗最适合于局限于前列腺的肿瘤。PSA 值较高，Gleason 分级较高或肿瘤较大，以及激素非依赖性前列腺癌可考虑放疗。

外照射放疗的照射野的设计按如下规律：在肿瘤靶体积（GTV）的基础上增加一定边缘，构成临床靶体积（CTV），再增加一定边缘，构成计划靶体积（PTV）。

射线的能量：用高能光子射线（>10MV 的 X 线）治疗有较好的剂量分布，并可降低并发症。放射治疗的剂量和分期有关。

放疗的长期结果令人满意。$T_1$ 和 $T_2$ 期患者 5 年的无病生存率为 80%～90%，10 年生存率为 65%～80%，与根治性前列腺癌切除的结果相似。$T_3$ 期患者 5 年的生存率为 56%～78%，10 年生存率为 32%～54%，局部复发率为 12%～38%，远处转移为 33%～42%。

放疗的不良反应表现为直肠和膀胱的症状，如腹泻、直肠不适、尿频和尿痛等。一般在放疗开始的第 3 周出现，治疗结束后数天至数周消失。晚期并发症在治疗后 3 个月以上才出现，较少发生。

（2）三维适形放射治疗（3D-CRT）：三维适形放射治疗采用计算机技术精确设计照射野的轮廓，按三维图形重建前列腺、精囊和扩展的边界，分析体积剂量关系，适当提高靶区的剂量，降低高能射线对周围正常组织的影响，提高局部控制率，减少并发症。

（3）组织间放射治疗：在经直肠超声（TRUS）引导下，经会阴皮肤插入 $^{125}I$ 或 $^{103}Pa$，可联合外放疗。用间隔 5mm 层面的 CT 或三维超声做出治疗计划系统（TPS），$^{125}I$ 的剂量可达 160Gy，$^{103}Pa$ 达 115Gy。在 CT 影像上计算出等剂量轮廓线，评估实际照射前列腺及周围正常组织的剂量。

文献报道 $T_1$ 和 $T_2$ 期前列腺癌患者组织间放疗的 5 年生存率在 60%～79%。3 年中有 86% 的患者保持性功能。有研究发现组织间放疗与外放疗的 10 年生存率和局部复发率相似。

组织间放疗的最常见并发症为直肠溃疡，其次为膀胱炎、尿失禁和尿道狭窄等。

### （五）冷冻治疗

前列腺癌的冷冻治疗开始于 20 世纪六七十年代。冷冻治疗的作用机制主要是冷冻导致前列腺上皮细胞和基质细胞的出血性和凝固性坏死，但前列腺结构存在。对治疗不够彻底者可重复治疗，但目前不能作为前列腺癌治疗的一线疗法。

### （六）化学药物治疗

磷酸雌二醇氮芥（EMP）对内分泌治疗后复发患者的总有效率为30%～35%，症状改善率可达60%左右。常用剂量为280mg，每日2次。连续使用3周后改为每周注射2次。使用3～4周后若无效，应停止使用。出现严重并发症时应停药。以雌莫司汀为主的联合化疗临床试验在进行中，如雌莫司汀＋长春碱或拓扑异构酶Ⅱ抑制剂（依托泊苷）或紫杉酚。

其他方法如生长因子抑制剂苏拉明（suramin），可诱导凋亡，调节细胞信号传导，诱导分化和免疫治疗等，需要深入的研究。

## 五、预后和随访

PSA是监测和评价治疗效果的敏感而方便的指标。前列腺癌根治术后 PSA < 0.1ng/ml 的患者复发率低，PSA > 0.4ng/ml 的患者，复发的可能性较大。放射治疗有效者，血 PSA 应逐渐下降，在1年左右时间内降至 < 1ng/ml。若 PSA 水平下降缓慢或下降后又有升高趋势，则预示有肿瘤残留或复发。接受内分泌治疗的患者，PSA 应逐渐下降至 < 1ng/ml，若 PSA 不降或下降不明显，仍 > 10ng/ml 或短期下降后又出现升高，提示肿瘤为激素非依赖性。

（王　磊）

# 第八章

# 尿石症

尿石症是泌尿系统各部位结石病的统称，是泌尿外科的常见疾病之一，在泌尿外科门诊以及住院患者中居首位。发病与环境因素、全身性病变和泌尿系统疾病有密切关系。我国泌尿结石发病率为 1% ~ 5%，南方泌尿结石发病率高达 5% ~ 10%，每年新发病率 150/10 万 ~ 200/10 万，其中 25% 的患者需要住院治疗。近年来我国泌尿系结石的发病率有逐渐增加趋势，是世界上三大结石高发区之一。目前，随着对泌尿系结石发病原因的深入研究，结石的代谢危险因素越来越被泌尿外科医师所重视。体外冲击波碎石、经皮肾镜取石术、输尿管肾镜取石术、腹腔镜取石术等技术等陆续广泛开展和普及，使泌尿系结石的治疗逐渐向微创方向发展。

## 第一节  体外冲击波碎石

体外冲击波碎石（extracorporeal shock wave lithotripsy，ESWL）是利用体外冲击波聚焦后击碎结石，使之随尿液排出体外。

### 一、适应证及禁忌证

尿路结石除结石以下有器质性梗阻以及全身出血性疾病外，均可应用 ESWL 方法治疗。但临床工作中以下情况不宜行体外冲击波碎石治疗。

1. 全身状况　①全身出血性疾病；②糖尿病患者血糖未被控制；③传染病的活动期；④怀孕的妇女；⑤新发生的脑血管疾患、心肌梗死、心力衰竭、严重的心律失常及带有心脏起搏器的患者；⑥严重骨骼畸形患者。

2. 泌尿系局部情况

（1）结石以下尿路有器质性梗阻，在梗阻解除前不宜行 ESWL 治疗。因 ESWL 治疗后结石无法排出且结石碎屑堆积加重梗阻，因此解除结石以下尿路梗阻后再行 ESWL 治疗。

（2）肾功能情况：①功能正常的患者：只要严格掌握适应证、禁忌证以及碎石时的冲击波能量和冲击次数，一般不会造成不良影响；②孤立肾患者：治疗前要充分考虑到 ESWL 对肾脏的微小损伤加重肾脏的负担；③肾功能不全的患者：如果肾功能不全的原因是由于结石梗阻造成的，要积极行 ESWL 治疗；如果肾功能不全的原因是由于肾脏本身病变所致，而非结石梗阻造成的，不宜行 ESWL 治疗，以避免肾功能进一步损害；④尿路感染：急性尿路感染不宜行 ESWL 治疗，必须先控制感染后再行 ESWL 治疗，否则容易发生感染扩散甚至败血症；慢性炎症可在应用抗生素的基础上行 ESWL 治疗。

3. 结石本身情况

（1）结石的大小：结石越大，需要再次碎石治疗的可能性就越大。结石较小时可一次性粉碎，结石较大时不宜一次性粉碎，否则易形成"石街"而造成新的梗阻。

（2）结石的部位：肾盂结石较输尿管结石容易粉碎，这是由于位于肾盂内的结石周围有空隙，易于碎结石的扩散，从而易于结石的排出。在肾结石体外碎石中，肾中盏和肾上盏的结石较肾下盏结石效果好。对于肾下盏漏斗部与肾盂之间的夹角为锐性、漏斗部长度较长和漏斗部宽度较窄的患者，体外碎石后结石不易排出。

（3）结石的成分和结构：感染性结石最容易粉碎，其次是草酸钙、尿酸结石，最不容易粉碎的是胱氨酸结石；结石为粒晶状结构容易粉碎。

（4）停留时间：结石在泌尿道停留时间过长，结石不易被粉碎，这是由于结石刺激引起局部炎症、水肿、增生导致炎性肉芽肿，甚至纤维包绕。结石在泌尿道停留时间过长可诱发鳞状上皮癌，治疗前应考虑到。

## 二、治疗前准备

（1）解除恐惧心理，积极配合治疗。

（2）治疗前 1 天应用缓泻剂，当日晨禁食。

（3）血尿常规、肝肾功能、PT + A、ECG、KUB、IVP 检查。术前应了解患者有无出血性疾病、心脑疾患，更要了解结石的大小、部位、肾脏有无积水、输尿管有无扩张、结石以下有无梗阻等。B 超检查简便、经济、无创伤，并可以发现直径 2mm 以上的 X 线阳性及阴性结石。此外，B 超还可以了解结石以上尿路的扩张程度。KUB 平片可以发现 90% 以上的 X 线阳性结石，能够确定结石的位置、形态、大小和数量。静脉尿路造影可以了解尿路的解剖、确定结石在尿路的位置，发现 KUB 平片上不能显示的阴性结石，鉴别 KUB 平片上的可疑钙化灶。此外，还可以了解分肾功能，确定肾、输尿管积水程度。

（4）泌尿系感染时应先应用抗生素控制感染。

（5）输尿管结石应在治疗当日再摄 KUB 平片以了解结石是否移位。

（6）根据患者的具体情况制订针对性治疗方法。

## 三、治疗

（1）影响尿路引流部位的多发结石，如肾盂输尿管交界处、输尿管处多发结石应首先予以治疗。

（2）双侧上尿路结石应先治疗肾功能好的一侧结石。

（3）肾脏铸状结石如合并同侧肾无积水，应先处理靠近肾盂出口部位的结石。如并发同侧肾积水应先从积水部位的结石开始碎石，结石易于粉碎。

（4）巨大肾结石，应分次进行 ESWL。应先处理靠近肾盂出口部位的结石，集中精力将之粉碎，之后再处理剩余部分。

（5）治疗时冲击次数及工作电压应根据结石的大小、位置、成分和结构、停留时间而定，一般肾结石每次冲击次数不超过 3 500 次，工作电压不大于 9kV；输尿管结石每次冲击次数不超过 4 500 次，工作电压不大于 9kV。

（6）治疗间隔时间：两次治疗间隔时间不少于 7 天；孤立肾、异位肾肾结石、小儿肾结石应大于 10 天。

## 四、并发症及处理

1. 血尿　ESWL 治疗后每个患者几乎都会出现血尿，尤其是肾脏结石。血尿一般持续 1~2 天就会自行消失，多不需要处理；如血尿严重，应及时进行 B 超、CT 检查以明确是否有肾损害，如发现肾损伤时，应根据病情采取保守或手术治疗。

2. 肾绞痛　多见于肾脏结石的患者，一旦发生应予以解痉镇痛，术后多饮水可减少其发生率。

（1）药物治疗：肾绞痛是泌尿外科的常见急症，需紧急处理。目前缓解肾绞痛的药物较多，可以根据情况和医师经验灵活应用。包括：①非甾体类镇痛抗炎药物；②阿片类镇痛药：阿片类镇痛药在治疗肾绞痛时不应单独使用，一般需要配合阿托品、654－2 等解痉药一起使用；③解痉药：包括 M 型胆碱受体阻滞剂、黄体酮、钙离子通道阻断药等。

（2）外科治疗：当肾绞痛不能被药物缓解或结石直径大于 6mm 时，应采取相应的外科治疗措施。其中包括：①再次体外冲击波碎石：将 ESWL 作为急症处理的措施（但应与上次 ESWL 间隔至少 7 天），通过碎石治疗不但可以缓解肾绞痛，而且还可以迅速解除梗阻；②输尿管内放置支架管；③经输尿管镜碎石取石术；④经皮肾造瘘引流术，特别适合于结石梗阻合并严重感染的肾绞痛患者。

3. 发热　多由于碎石堆积引起尿路梗阻，或尿路感染未被控制造成，应积极予以抗感染治疗并解除梗阻。

4. 输尿管内"石街"形成　肾结石过大未分次行 ESWL 后，易发生输尿管内"石街"。对无症状的输尿管内"石街"，应严密观察其排石情况，如超过 1 周仍无变化，应对"石街"进行碎石治疗；如仍无效时可考虑行经皮肾镜或输尿管镜下气压弹道碎石取石术。

5. 消化道并发症　ESWL 后部分患者出现恶心、呕吐、腹痛、黑便，多不需要特殊后处理即能自愈。

6. 咯血　多出现在治疗肾上盏结石，一般无需特殊处理。

7. 心脏并发症　常见心律失常，假如出现应及时停止 ESWL 治疗，即可消失；严重时可出现心搏骤停，因此行 ESWL 治疗时应有心电监护，以防万一。

8. 皮肤损伤　表现为少量散在的皮下瘀斑，无需治疗，1~2 天可自愈；严重的皮肤损伤应预防感染，并对症处理。

9. 肾脏实质损害及肾周血肿　多见于肾脏结石较大，工作电压较大，冲击次数过多，间隔时间较近的患者。因此 ESWL 时应严格掌握工作电压、冲击次数、间隔时间。如出现 ESWL 后腰部持续性疼痛，严重的血尿，应及时行 B 超、CT、MRI 检查，一旦发生应绝对卧床休息，输血并应用止血药等保守治疗，必要时可行手术治疗。

（王　磊）

# 第二节 肾脏结石

## 一、诊断标准

1. 病史 病史在诊断上有很大帮助，特别是一侧肾区疼痛或绞痛合并血尿，有排出砂石史就可以诊断有尿石症。

2. 体格检查 肾绞痛发作静止期，仅有患侧肋脊角叩击痛。肾绞痛发作期，患者躯体屈曲，腹肌紧张，患侧肋脊角可有压痛和局部肌紧张，并发肾积水时腹肌放松可触及肿大有压痛的肾脏。多数没有梗阻的肾结石，可无明显体征。

3. 影像学检查

（1）KUB：90%以上的肾结石在X线平片上显影。

（2）IVP：可以了解肾盏、肾盂形态和肾功能，并帮助寻找有无结石。不显影的结石在造影剂阴影内表现为透明区。在肾功能较差，显影欠佳时，可试用大剂量造影剂作延缓造影。

（3）B超：对无症状较大的铸状结石及KUB不显影的结石有帮助，并能了解肾脏积水情况。

（4）膀胱镜检查和逆行性肾盂造影：膀胱镜检查有一定的痛苦，并有继发感染的可能性，所以不作为常规检查。它适用于IVP造影后仍诊断不明确的病例。

（5）CT扫描：CT扫描不受结石成分、肾功能和呼吸运动的影响，而且螺旋CT还能够同时对所获取的图像进行二维及三维重建，因此，能够检出其他常规影像学检查中容易遗漏的小结石。CT诊断结石的敏感性比尿路平片高，尤其适用于急性肾绞痛患者的诊断，另外，结石的成分以通过双源CT下结石CT值来进行初步的判定，从而对治疗方法的选择提供参考。增强CT能够显示肾脏积水的程度和肾实质的厚度，从而反映了肾功能的改变情况。

4. 实验室检查

（1）尿常规检查：镜检可见到红细胞，并发感染时可见到白细胞。

（2）电解质和肾功能检查：可查钙、磷、尿酸、肌酐等。

## 二、治疗

1. 一般疗法

（1）大量饮水和解痉止痛：尽可能维持每日尿量在2 000~3 000ml。大量饮水配合利尿解痉药物，可促使小的结石排出。在感染时，大量饮水及利尿可促进引流，有利于感染的控制。

（2）针灸及应用排石药：针灸有解痉止痛作用。排石药有利尿解痉，促进输尿管蠕动，有利于小结石的排出。

2. ESWL

（1）禁忌证：①全身出血性疾病；②糖尿病患者血糖未被控制；③传染病的活动期；④怀孕的妇女；⑤新发生的脑血管疾患、心肌梗死、心力衰竭、严重的心律失常及带有心脏起搏器的患者；⑥严重骨骼畸形患者；⑦结石以下尿路有器质性梗阻，梗阻解除前。因ES-

WL 治疗后结石无法排出且结石碎屑堆积加重梗阻，因此解除结石以下尿路梗阻后再行 ES-WL 治疗。

（2）术前检查：①解除恐惧心理，积极配合治疗。②治疗前 1 天应用缓泻剂，当日晨禁食。③血尿常规、肝肾功能、PT + A、ECG、KUB、IVP 检查。术前应了解患者出血性疾病、心脑疾患，更要了解结石的大小、部位、肾脏有无积水、输尿管有无扩张、结石以下有无梗阻等。B 超检查简便、经济、无创伤并可以发现直径 2mm 以上的 X 线阳性及阴性结石。此外，B 超还可以了解结石以上尿路的扩张程度。KUB 平片可以发现 90% 以上的 X 线阳性结石，能够确定结石的位置、形态、大小和数量。静脉尿路造影可以了解尿路的解剖、确定结石在尿路的位置，发现 KUB 平片上不能显示的阴性结石，鉴别 KUB 平片上的可疑钙化灶。此外，还可以了解分肾功能，确定肾、输尿管积水程度。④泌尿系感染时应先应用抗生素控制感染。⑤根据患者的具体情况制订针对性治疗方法。

（3）治疗方法

1）治疗电压及轰击次数：湛江 HBESWL V 型电压为 4～9kV，每次治疗轰击次数不超过 3 500 次。小儿肾结石电压应调低，轰击次数应减少。

2）治疗间隔时间：两次治疗间隔时间应大于 7 天，孤立肾肾结石、异位肾结石、小儿肾结石应大于 10 天。

（4）ESWL 的疗效：与结石的大小、位置、化学成分以及解剖异常有关。

1）结石的大小：结石越大，需要再次碎石的可能性越大。结石直径小于 20mm 的肾结石应首选 ESWL 治疗，结石直径大于 20mm 的肾结石和鹿角形结石可采取 PNL 或 PNL 联合 ESWL 治疗。建议 ESWL 之前插入双 J 管，防止"石街"形成阻塞输尿管。

2）结石的部位：肾盂结石较输尿管结石容易粉碎，这是由于位于肾盂内的结石周围有空隙，易于碎结石的扩散，从而易于结石的排出。在肾结石体外碎石中，肾中盏和肾上盏的结石较肾下盏结石效果好。对于肾下盏漏斗部与肾盂之间的夹角为锐性、漏斗部长度较长和漏斗部宽度较窄的患者，体外碎石后结石不易排出。

3）结石的成分和结构：感染性结石最容易粉碎，其次是草酸钙、尿酸结石，最不容易粉碎的是胱氨酸结石；结石为粒晶状结构容易粉碎。

4）停留时间：结石在泌尿道停留时间过长，结石不易被粉碎，这是由于结石刺激引起局部炎症、水肿、增生导致炎性肉芽肿，甚至纤维包绕。结石在泌尿道停留时间过长可诱发鳞状上皮癌，治疗前应考虑到。

（5）并发症及处理

1）血尿：一般都较轻，1～2 天可自行消失，无需特殊处理。

2）肾绞痛：发生率较低，如肾绞痛严重可予以镇痛解痉。术后嘱患者多饮水可减少其发生率。

药物治疗：肾绞痛是泌尿外科的常见急症，需紧急处理。目前缓解肾绞痛的药物较多，可以根据情况和医师经验灵活应用。包括：①非甾体类镇痛抗炎药物；②阿片类镇痛药：阿片类镇痛药在治疗肾绞痛时不应单独使用，一般需要配合阿托品、654－2 等解痉药一起使用；③解痉药：包括 M 型胆碱受体阻滞剂、黄体酮、钙离子通道阻断药等。

外科治疗：当肾绞痛不能被药物缓解或结石直径大于 6mm 时，应采取相应的外科治疗措施。其中包括：①再次体外冲击波碎石：将 ESWL 作为急症处理的措施（但应与上次 ES-

WL 间隔至少 7 天），通过碎石治疗不但可以缓解肾绞痛，而且还可以迅速解除梗阻；②输尿管内放置支架管；③经输尿管镜碎石取石术；④经皮肾造瘘引流术，特别适合于结石梗阻合并严重感染的肾绞痛患者。

3）发热：多见于有感染的结石，应予以抗生素控制感染。

4）"石街"形成：对出现高热、腰部剧痛等有症状的"石街"，应立刻行肾造瘘引流。对 1 周内无排石的"石街"而症状不严重的也应该行 ESWL，将较大的"石街"前端的碎石颗粒进一步击碎，以利于结石排出。ESWL 处理后仍无排石的患者应行经皮肾穿刺造瘘。

5）肾周血肿：发生率较低，如果发生应嘱患者绝对卧床休息，采取保守疗法对症处理。如伴高血压应服用降压药，并密切观察病情变化及时采取有效的措施。

**3. 经皮肾镜取石术**

（1）适应证：①所有需开放手术干预的肾结石，包括完全性和不完全性鹿角形结石、≥2cm 的肾结石、有症状的肾盏或憩室内结石、体外冲击波难以粉碎及治疗失败的结石；②输尿管上段 $L_4$ 以上、梗阻较重或长径 >1.5cm 的大结石；或因息肉包裹及输尿管迂曲、ESWL 无效或输尿管置镜失败的输尿管结石；③特殊类型的肾结石，包括小儿肾结石梗阻明显、肥胖患者的肾结石、肾结石合并肾盂输尿管连接部梗阻或输尿管狭窄、孤立肾并发结石梗阻、马蹄肾并结石梗阻、移植肾并发结石梗阻以及无积水的肾结石等。

（2）禁忌证：①未纠正的全身出血性疾病；②严重心脏疾病和肺功能不全，无法承受手术者；③未控制的糖尿病和高血压者；④盆腔游走肾或重度肾下垂者；⑤脊柱严重后凸或侧弯畸形、极肥胖或不能耐受俯卧位者亦为相对禁忌证，但可采用仰卧、侧卧或仰卧斜位等体位进行手术；⑥服用阿司匹林、华法林等抗凝药物者，需停药 2 周，复查凝血功能正常才可以进行手术。

（3）治疗原则：①经皮肾取石术（PNL）应在有条件的医院施行，由有经验的医师根据具体的情况采用大小不同的通道和不同类型的器械进行手术；②复杂或体积过大的肾结石手术难度较大，不排除开放手术处理；③合并肾功能不全者或肾积脓可先行经皮肾穿刺造瘘引流，待肾功能改善及感染控制后再二期取石；④完全鹿角形肾结石可分期多次多通道取石，但手术次数不宜过多，每次手术时间不宜过长，需视患者耐受程度而定；⑤多次 PNL 后仍有直径 >0.4cm 的残石，可联合应用 ESWL。

（4）术前准备：虽然 PNL 是一种微创手术，但它仍然有一定的侵入性和风险，必须将术中术后可能发生出血、周围器官损伤、情况严重时需中转开放手术，甚至需要行肾切除等情况充分告知患者及其家属。

其术前准备与开放手术大致相同。若尿培养有细菌存在，应该选择敏感的抗生素治疗，即使尿培养阴性，手术当天也应选用广谱抗生素预防感染。

（5）手术步骤

1）定位：采用 B 超或 C 形臂 X 线机下定位目标肾盏。为了显示肾集合系统，可行逆行输尿管插管造影或造成人工肾积水。

2）穿刺：穿刺点可选择在第 12 肋下至第 10 肋间腋后线到肩胛线之间的区域，穿刺经后组肾盏入路，方向指向肾盂。对于输尿管上段结石、合并输尿管肾盂的接合处（ureteropelvic junction，UPJ）狭窄需同时处理者，可首选经肾后组中盏入路，通常选第 11 肋间腋后线和肩胛下角线之间的区域作穿刺点。穿刺上、下组肾盏时，须注意可能会发生胸膜和肠管的损伤。

3）扩张：肾穿刺通道可以用筋膜扩张器、Amplatz 扩张器、高压球囊扩张器或金属扩张器扩张。但是，具体使用哪种扩张器以及扩张通道的大小，必须根据医师的经验、当时具备的器械条件以及治疗费用等情况来决定。

4）腔内碎石与取石：结石可通过激光、气压弹道、超声等不同方法击碎后取出。术后部分患者可采用"无管化"处理，但放置双 J 管和肾造瘘管较为安全，肾造瘘管可以压迫穿刺通道、引流肾集合系统、减少术后出血和尿外渗，有利于再次处理残石，而且不会增加患者疼痛和延长住院时间。

（6）术后并发症：①出血：为 PCNL 最常见、最严重的并发症，可先试行夹闭肾造瘘管，静脉出血多可达到止血目的；如血压难以维持或超过 24 小时，则要怀疑大的动脉出血或动静脉内瘘形成，可予动脉造影行选择性动脉栓塞；②感染：可予敏感抗生素治疗，保持造瘘管通畅；③导管的脱落及移位；④邻近脏器的损伤；⑤结石残留。

4. 输尿管取石术　逆行输尿管镜治疗肾结石以输尿管软镜为主，其损伤介于 ESWL 和 PNL 两者之间。

（1）适应证：①ESWL 定位困难的、X 线阴性肾结石（<2cm）；②ESWL 术后残留的肾下盏结石；③嵌顿性肾下盏结石，ESWL 治疗效果不好；④极度肥胖、严重脊柱畸形，建立 PNL 通道困难；⑤结石坚硬（如一水草酸钙结石、胱氨酸结石等），不利于 ESWL 治疗；⑥伴盏颈狭窄的肾盏憩室内结石。

（2）禁忌证：①不能控制的全身出血性疾病；②严重的心肺功能不全，无法耐受手术；③未控制的泌尿道感染；④严重尿道狭窄，腔内手术无法解决；⑤严重髋关节畸形，截石位困难。

（3）操作方法：采用逆行输尿管插入导丝，经输尿管硬镜或者软镜镜鞘（10~13F）扩张后，直视下放置输尿管软镜，随导丝进入肾盏并找到结石。使用激光将结石粉碎成易排出的细小碎粒。

钬激光配合 200μm 的纤维传导光纤，是目前逆行输尿管软镜治疗肾结石的最佳选择。综合文献报道，结石清除率为 71%~94%。逆行输尿管软镜治疗肾结石可以作为 ESWL 和 PNL 的有益补充。

5. 手术治疗　常用的治疗方法以 ESWL 和腔内泌尿外科为主，只有少数病例行手术治疗。近年来，随着 ESWL 和腔内泌尿外科技术的发展，特别是经皮肾镜和输尿管镜碎石取石的应用，使泌尿系结石的治疗取得了突破性进展，开放手术在肾结石治疗中的运用，已经变得越来越少，但是开放手术进行肾结石取石术在某些特殊情况下仍具有极其重要的临床应用价值。

（1）适应证：①ESWL、URS 和（或）PNL 作为肾结石治疗方式存在禁忌；②ESWL、URS、PNL 手术治疗失败，或上述治疗方式出现并发症需要开放手术处理；③存在有需要同时行开放手术处理的疾病。

（2）开放手术方式

1）单纯性肾盂或经肾窦肾切开取石术：肾外型肾盂较肾内型肾盂更适宜行此手术。

2）肾盂肾实质联合切开取石术：多用于不能通过肾窦切开取出的多发性或铸状结石。

3）无萎缩性肾实质切开取石术。

4）放射状肾实质切开取石术。

5）肾部分切除术：对局限于一极的尤其是肾下盏的多发结石，或有肾盏颈部狭窄的多发结石与肾盏黏膜严重粘连的结石，可采用此术式。

6）肾切除术：对一侧肾结石合并肾积脓或肾功能丧失而对侧肾功能正常时，可考虑行此手术。

7）肾造瘘术：适用于双肾结石并发急性梗阻引起无尿、少尿，应尽早解除肾功能较好一侧的梗阻。

6. 溶石治疗　溶石治疗是通过化学方法溶解结石或结石碎片，以达到完全清除结石的目的，是一种有效的辅助治疗方式，常作为体外冲击波碎石、经皮肾镜取石、输尿管镜碎石取石以及开放手术取石后的辅助治疗，特别是对某些部分或完全鹿角形结石的患者，溶石和取石手术联合治疗是一种安全、有效、可行的治疗选择。

7. 鹿角形结石的处理　也称铸状结石，指肾盂结石较大，且结石已深入肾盏，形状似鹿角而称鹿角形结石。

（1）单独应用 ESWL 治疗：适用于肾内型肾盂患者，结石虽为鹿角形结石，但结石总的体积较小，且无大的积水。治疗顺序依次为肾盂、下盏、中盏及上盏，力争将结石击碎成 2mm 的小颗粒以利于结石的排出，减少输尿管内"石街"的形成；如治疗前在患侧放置双 J 管，也可减少输尿管内"石街"的形成。

（2）ESWL 与 PCN 联合治疗：适用于巨大的鹿角形结石的患者。结石过大常需反复多次碎石，既增加了费用，又加重了肾组织的损伤和造成泌尿系梗阻的机会。因此，应先行经皮肾镜，配合超声、激光、气压弹道等碎石技术将肾盂内的结石尽可能取尽，2～4 天后再行 ESWL 治疗，将剩余的结石粉碎。如发生输尿管内"石街"，用 ESWL 治疗无效时，可行输尿管镜取石。孤立肾术前应放置双 J 管，以减少输尿管内"石街"的形成。

（3）鹿角形结石的复打：由于鹿角形结石均较大，为了保证患者的安全，减少肾组织及肾周组织和血管的损伤，应严格控制碎石的工作电压和冲击次数及两次治疗的间隔时间，避免肾组织的严重损伤和肾周血肿的发生。

（4）肾造瘘：肾脏鹿角形结石一般均较大，经 ESWL 治疗后多半极易在输尿管内形成"石街"，但多数能自行排出，少数形成泌尿系梗阻而影响肾脏功能或出现严重的泌尿系感染甚至全身的感染。因此，当出现输尿管内"石街"时，如无症状应积极观察，1 周后仍无变化，可先行 ESWL 治疗，由"石街"的下端开始向上治疗，绝大多数有效；在观察期间如出现梗阻感染症状，应积极采取减压措施，在 B 超引导下行患侧经皮肾穿刺造瘘术，待结石排出后再拔管。

（5）抗感染问题：肾脏鹿角形结石多半合并有感染，治疗前 1～2 天即开始应用抗生素，ESWL 治疗后再应用 3～4 天。

（6）治疗前输尿管内置管问题：为了防止输尿管内"石街"对上泌尿系的梗阻，术前在患侧输尿管内置一双 J 管，可以达到内引流的目的。但在实际临床工作中，由于鹿角形结石均较大，充满肾盂，双 J 管很难进入肾盂内而无法固定，导致双 J 管脱落。

（王　磊）

# 第三节 输尿管结石

输尿管结石90%以上是在肾内形成而进入输尿管。原发于输尿管的结石很少见。输尿管双侧结石约占5%。

## 一、诊断标准

1. 临床表现 同肾结石表现，输尿管膀胱壁段结石可出现尿频、尿急、尿痛。

2. KUB 90%输尿管结石可在 X 线片上显影。

3. IVP 对诊断帮助最大，能了解结石的大小、部位、肾功能损坏程度及梗阻情况，并可以了解对侧肾功能。

4. 膀胱镜检查和逆行性肾盂造影 不作为常规检查，如有以下情况仍需采用：①如 IVP 对梗阻部位了解不清时，膀胱镜检查和逆行插管可以对梗阻部位进行了解；②可以鉴别输尿管下端结石是否已降入膀胱；③经膀胱镜剪开输尿管口或插入输尿管套石导管有可能套出下段的结石。

## 二、治疗

目前治疗输尿管结石的方法有 ESWL、输尿管镜碎石取石、经皮肾镜碎石取石、腹腔镜和开放手术、溶石治疗和药物治疗等。绝大多数输尿管结石通过 ESWL 和输尿管镜、经皮肾镜碎石取石治疗均可取得满意效果。腹腔镜手术是微创的，可作为开放手术的替代方法，也可用于 ESWL、输尿管镜治疗有禁忌时，如结石位于输尿管狭窄段的近端。

1. 保守疗法 输尿管结石的全身治疗同肾结石。输尿管结石的总攻疗法效果较好，每周 2~3 次，每两周为 1 个疗程。大多直径小于 0.4cm 的结石常能自行排出，直径 0.4~0.6cm 或个别 1.0cm 的结石经总攻疗法，有可能排出。

2. 手术治疗适应证 ①结石直径大于 1cm 或表面粗糙呈多角形；②结石嵌顿时间较长，输尿管发生严重梗阻和上尿路感染；③非手术治疗无效；④输尿管镜下取石发生穿孔或狭窄。

3. ESWL 治疗 大多数输尿管结石行原位 ESWL 治疗即可获得满意的治疗效果，且并发症和不良反应的发生率较低。

（1）适应证：①输尿管结石的远端无器质性梗阻；②孤立肾肾结石落入输尿管，引起无尿或少尿应急诊行 ESWL；③双侧输尿管结石同时发生梗阻引起无尿，应先对近期发作一侧的结石进行 ESWL，待结石梗阻解除、肾功能恢复后再治疗另一侧；④输尿管结石发生急性肾绞痛应用解痉药无效患者可急诊行 ESWL；⑤同侧输尿管多发结石应先治疗输尿管积水端结石，待结石粉碎后再治疗远端结石；⑥对于较大的结石、结石在输尿管同一部位停留时间较长，肾功能较差时，在实行 ESWL 治疗 1~2 次无效后，应及时改用其他治疗手段；⑦输尿管内"石街"形成应及时行 ESWL，促进"石街"碎石屑排出；⑧输尿管结石伴同侧肾急性感染时，应先行肾造瘘置管引流，控制感染后再行 ESWL 治疗，待结石排净后再拔管。

（2）治疗方法：①工作电压：4~9kV；②轰击次数：每次治疗不超过 4 500 次；③间

隔时间：两次治疗间隔时间应不少于 7 天。

（3）并发症：①血尿：较轻且 1~2 天后血尿自行消失，无需处理；②绞痛：在排石过程中少数患者会出现输尿管绞痛，应用解痉镇痛可缓解。

4. 输尿管镜碎石取石术

（1）适应证：①输尿管下段结石；②输尿管中段结石；③ESWL 失败后的输尿管上段结石；④ESWL 后的"石街"；⑤结石并发可疑的尿路上皮肿瘤；⑥X 线阴性的输尿管结石；⑦停留时间长的嵌顿性结石而 ESWL 困难。

（2）禁忌证：参见经皮肾镜取石术部分。

（3）术前准备：参见经皮肾镜取石术部分。

（4）操作方法

1）目前使用的输尿管镜有硬性、半硬性和软性三类。硬性和半硬性输尿管镜适用于输尿管中、下段结石的碎石取石；而输尿管软镜则多适用于输尿管中、上段结石，特别是上段碎石及取石。

2）患者取截石位，先利用输尿管镜行膀胱检查，然后在安全导丝（guide wire）的引导下，导入输尿管镜。输尿管口是否需要扩张，取决于输尿管镜的粗细和输尿管腔的大小。输尿管硬镜或半硬性输尿管镜均可以在荧光屏监视下逆行插入上尿路。输尿管软镜需要借助一个 10~13F 的输尿管镜镜鞘或通过接头导入 1 根安全导丝，在其引导下插入输尿管（见经皮肾镜取石术部分）。在进镜过程中，利用注射器或者液体灌注泵调节灌洗液体的压力和流量，保持手术视野清晰。

3）对于输尿管中、上段结石或者输尿管肾盂连接部（PUJ）处结石或较大的结石碎片，为防止或减少结石滑落回肾盂或者肾盏，可采取以下方法：①应尽量减小灌洗液体的压力；②调整体位如头高脚低位；③减少碎石的能量和频率；④采用套石篮固定结石后，再行碎石；⑤碎石从结石一侧边缘开始，尽量将结石击碎成碎末，结石输尿管粘连的一面留至最后碎石。

4）经输尿管镜窥见结石后，利用碎石设备（激光、气压弹道、超声等）将结石粉碎成 3mm 以下的碎片。而对于那些小结石以及直径≤5mm 的碎片，也可用套石篮或取石钳取出。

（5）术后放置双 J 管：输尿管镜下碎石术后是否放置双 J 管，目前尚存在争议。遇有下列情况，建议放置双 J 管：①较大的嵌顿性结石（>1cm）；②输尿管黏膜明显水肿或有出血；③输尿管损伤或穿孔；④伴有息肉形成；⑤伴有输尿管狭窄，有（无）同时行输尿管狭窄内切开术；⑥较大结石碎石后碎块负荷明显，需待术后排石；⑦碎石不完全或碎石失败，术后需行 ESWL 治疗；⑧伴有明显的上尿路感染。一般放置双 J 管 1~2 周，如同时行输尿管狭窄内切开术，则需放置 4~6 周。

（6）并发症及其处理：并发症的发生率与所用的设备、术者的技术水平和患者本身的条件等有明显关系。目前文献报道并发症的发生率为 5%~9%，较为严重的并发症发生率 0.6%~1%。

1）近期并发症及其处理：①感染：应用敏感抗生素积极抗感染治疗；②黏膜下损伤：放置双 J 支架管引流 1~2 周；③假道：放置双 J 支架管引流 4~6 周；④穿孔：为主要的急性并发症之一，小的穿孔可放置双 J 支架管引流 2~4 周，如穿孔严重，应进行手术修补（输尿管端端吻合术等）；⑤输尿管黏膜撕脱：为最严重的急性并发症之一，应积极手术重建（自体肾移植、输尿管膀胱吻合术或回肠代输尿管术等）。

2）远期并发症及其处理：输尿管狭窄为主要的远期并发症之一，其发生率为0.6%~1%，输尿管黏膜损伤、假道形成或者穿孔、输尿管结石嵌顿伴息肉形成、多次ESWL致输尿管黏膜破坏等是输尿管狭窄的主要危险因素。远期并发症及其处理如下：①输尿管狭窄：输尿管狭窄内切开或狭窄段切除端端吻合术；②输尿管闭塞：狭窄段切除端端吻合术或输尿管膀胱再植术；③输尿管反流：轻度：随访；重度：行输尿管膀胱再植术。

5. 经皮肾镜碎石取石术　见肾脏结石经皮肾镜节。

6. 开放手术和腹腔镜治疗　开放手术仅用在ESWL和输尿管镜碎石、取石治疗失败的情况下。此外，开放手术还可应用于输尿管镜取石或ESWL存在着禁忌证的情况下。后腹腔镜下的输尿管切开取石可以作为开放手术的另一种选择。

7. 溶石治疗　详见肾脏结石有关章节。

（史志杰）

# 第四节　膀胱结石

膀胱结石主要见于男性幼年和老年患者，女性极少见。

## 一、病因

1. 营养不良及代谢异常　导致膀胱结石的发生率增加。

2. 下尿路梗阻　如尿道狭窄、先天畸形、前列腺肥大、膀胱颈部梗阻、肿瘤、膀胱膨出、膀胱憩室等，均可使肾和输尿管的小结石及尿盐结晶，沉淀积聚在膀胱而形成结石，这也是膀胱结石主要见于男性幼年和老年患者最常见的原因。

3. 膀胱异物　膀胱内的异物可作为核心，使尿盐沉积于周围而形成结石。

4. 感染　继发于下尿梗阻或膀胱异物的感染，可使pH升高，促使磷酸钙、铵盐和镁盐的沉淀而形成膀胱结石。

5. 寄生虫　以虫卵为核心，伴发膀胱结石。

## 二、诊断标准

1. 临床表现　为排尿困难、排尿中断、血尿、排尿疼痛等。

（1）排尿困难：结石可在膀胱内活动，排尿困难症状时重时轻，有时出现排尿中断，必须改变体位才能继续排尿。

（2）排尿疼痛：疼痛向会阴部及阴茎放射，前列腺梗阻伴发的结石患者疼痛常不明显。

（3）血尿和排尿刺激症状：由于结石的刺激，可产生膀胱炎症和膀胱黏膜的损害，从而导致血尿和尿频、尿急等排尿刺激症状。

（4）肾功能损害：部分膀胱结石引起的梗阻，可以造成肾积水和肾盂肾炎，导致肾功能的损害。

（5）膀胱癌：长期的结石刺激导致膀胱黏膜鳞状化生，严重者引起膀胱鳞状上皮癌。

2. 辅助检查

（1）尿常规：尿中红细胞、白细胞明显增多。

（2）双合诊检查：较大的结石可以触及。

（3）尿道探子检查：尿道探子触及结石时，可有触及感和碰撞声。

（4）KUB：可显示结石的大小、数目、形态和位置，同时可了解上泌尿系有无结石。

（5）B超：对诊断膀胱结石很有价值，可显示结石的大小、数目、形态和位置，区分膀胱结石及膀胱憩室结石，同时也可了解上泌尿系有无结石、积水等。

（6）膀胱镜检查：是诊断膀胱结石最可靠的方法，同时可以观察膀胱内的其他病变等。

### 三、治疗

1. 腔内治疗　①经尿道机械碎石术：膀胱镜碎石术尿道放置器械将结石夹碎、击碎后再将碎片冲出；对结石较大、多发、结石过硬及有膀胱镜检查禁忌证的患者，应考虑其他手术治疗方式；②经尿道气压弹道碎石术；③经尿道激光碎石术；④经尿道超声碎石术。

2. 耻骨上膀胱切开取石术　术前应考虑有无原发梗阻病因，前列腺肥大并发结石时，取出结石后，应同时行前列腺摘除术。开放手术治疗的相对适应证包括：①较复杂的儿童膀胱结石；②巨大结石；③严重的前列腺增生或尿道狭窄患者；④膀胱憩室内结石；⑤膀胱内围绕异物形成的大结石；⑥同时合并需要开放手术的膀胱肿瘤。

3. ESWL治疗

（1）患者选择：①膀胱单发或多发结石；②膀胱憩室结石且憩室颈无狭窄者；③前列腺增生影响排尿不宜行ESWL。

（2）治疗方法：①工作电压：4～9kV；②轰击次数：每次治疗不超过4 500次。

（3）并发症及处理：①血尿：血尿较上尿路结石稍重，可持续2～3天；血尿严重患者可行膀胱持续冲洗；②尿道疼痛：排石过程中可出现尿道疼痛，嘱患者多饮水增加尿量，减轻疼痛；③发热：膀胱结石多与感染有关，碎石后可出现低热，可应用抗生素控制感染。

（史志杰）

# 第五节　尿道结石

尿道结石较少见，多数来源于其上方的泌尿系统，以男性为主。常见于膀胱结石排出时停留嵌顿于尿道，好发部位为前列腺部尿道、球部尿道、舟状窝及尿道外口。少数发生于尿道狭窄处、尿道憩室中的原发性尿道结石。

### 一、诊断

1. 临床表现

（1）排尿困难：结石突然嵌入尿道时，可发生突然尿流中断、尿线变细、分叉、无力，甚至滴沥，出现尿潴留。

（2）疼痛：结石突然嵌入尿道时，可发生局部剧烈疼痛或排尿时刀割样疼痛。

（3）尿道分泌物：患者常有终末血尿或初血尿，有时有血性分泌物，严重者可以有尿道溢血，继发感染时会有脓性分泌物。

2. 辅助检查

（1）尿道探子检查：能感觉到尿道探子接触到结石并能感到有摩擦声。

（2）X线检查：尿道造影可以发现有无尿道狭窄和尿道憩室，X线平片可以证实尿道结石诊断，并可以发现上尿路结石。

（3）尿道镜检查：可以直接观察到结石及尿道并发症。

## 二、治疗

1. 前尿道结石取出术　①尿道外口和舟状窝的尿道结石可以用细钳夹出或用探针钩出；②剪大尿道外口，向尿道内注入无菌石蜡油，边挤边夹，将结石取出。

2. 后尿道结石取出术　大部分后尿道结石的治疗可以采取类同膀胱结石的腔内治疗方法：①钬激光碎石治疗：既可以碎石，同时也可以汽化切除尿道内的瘢痕组织，解除尿道狭窄；②气压弹道碎石；③ESWL：有争议。

（史志杰）

# 第六节　前列腺结石和精囊腺结石

1. 前列腺结石的治疗　①无症状或症状较轻的前列腺结石患者一般不需要治疗；②有严重感染、尿路梗阻，应控制感染、解除梗阻；③前列腺增生患者并发前列腺结石，由于结石常位于增生腺体与前列腺外科包膜交界处，治疗时需切除增生的前列腺腺体，才能去除结石，手术可选择 TURP 手术。

2. 精囊腺结石　临床极少见，常合并有精囊的慢性炎症及纤维化，精囊管可完全阻塞。治疗：①无症状或症状较轻的精囊腺结石患者一般不需要治疗；②伴有感染及射精痛的患者，对症抗炎治疗。

症状严重患者，必要时可行 TURP 切除前列腺炎症组织，解除精囊梗阻，或行双侧精囊腺切除手术。

（史志杰）

# 第九章

## 泌尿系统感染

## 第一节 概述

尿路感染（UTIs）是一种常见病，其发病率在感染性疾病中仅次于呼吸道感染，多见于女性。尿路感染可以分为上尿路感染和下尿路感染，也可同时累及上、下尿路。正常情况下尿路是无菌的，但在肠道内的细菌通常可以上行导致尿路感染。当细菌的毒力增强或宿主的防御机制减弱时，尿路中就会出现细菌的种植、定居并引起感染。深入理解尿路感染的发病机制以及宿主和细菌因素在其中所起的作用，对疾病的诊断及治疗有着重要意义。尿路感染的临床表现形式多样，从无症状的膀胱菌尿到细菌感染相关的尿频、尿急等膀胱刺激症状，上尿路感染常伴有发热、寒战和腰痛，严重者可导致脓毒血症和死亡。虽然绝大多数患者在治疗后，感染症状可以得到迅速改善并能够治愈，但是早期诊断和治疗那些复杂尿路感染的高危患者仍是泌尿外科医生所面临的挑战。

### 一、定义

尿路感染是由细菌（极少数可由真菌、原虫、病毒）直接侵袭所引起。尿路感染分为上尿路感染和下尿路感染，上尿路感染指的是肾盂肾炎，下尿路感染包括尿道炎和膀胱炎肾盂肾炎又分为急性肾盂肾炎和慢性肾盂肾炎。

菌尿是指清洁外阴后在无菌技术下采集的中段尿标本，涂片每个高倍镜视野均可见到细菌，或者培养菌落计数超过 $10^5/ml$。菌尿被认为是尿路有细菌定植或感染的确切依据。在收集尿液标本时，耻骨上穿刺、导尿以及自行排尿导致标本污染的可能性依次升高。"有意义菌尿"指具有临床意义，表示存在尿路感染。菌尿可分为有症状菌尿和无症状菌尿。

脓尿指尿中存在白细胞（WBC），通常意味着感染以及尿路上皮对细菌的炎症反应。无脓尿的菌尿常表示尿路有细菌定植但没有形成感染。未检出细菌的脓尿则需考虑是否存在结核、凝结物或者肿瘤。

### 二、分类

#### （一）根据感染所来源的器官

膀胱炎主要表现为尿频、尿急、排尿困难，偶尔伴有耻骨上疼痛。但这些症状也可能与尿道或阴道的感染，或是非感染性疾病相关，如间质性膀胱炎、膀胱肿瘤或凝结物。相反，膀胱感染甚至上尿路感染也可能不表现出任何症状。

急性肾盂肾炎主要表现为寒战、发热、腰痛以及伴有菌尿和脓尿。一般来讲，如果没有腰痛，不宜使用急性肾盂肾炎这个诊断。急性肾盂肾炎可能不伴有常规临床方法所能检测出的形态学或功能上的改变，因此，对于自身不适部位不能明确定位的脊髓损伤或老年患者，急性肾盂肾炎的诊断可能非常困难。

慢性肾盂肾炎是细菌感染肾脏引起的慢性炎症，病变主要侵犯肾间质和肾盂、肾盏组织。由于炎症的持续存在或反复发生导致肾间质、肾盂、肾盏的损害，形成瘢痕，以至肾发生萎缩和出现功能障碍。平时患者可能仅有腰酸和（或）低热，可没有明显的尿路感染的尿频、尿急、尿痛症状，其主要表现是夜尿增多及尿中有少量白细胞和蛋白等。可有长期或反复发作的尿路感染病史，部分患者在晚期可出现尿毒症。

（二）根据有无尿路功能上或解剖上的异常

（1）复杂性尿路感染：①尿路有器质性或功能性异常，引起尿路梗阻，尿流不畅。②尿路有异物，如凝结物、留置导尿管等。③肾内有梗阻，如在慢性肾实质疾病基础上发生的尿路感染，多数为肾盂肾炎，可引起肾组织损害。长期反复感染或治疗不彻底，可进展为慢性肾功能衰竭（chronic renal failure，CRF）。

（2）单纯性尿路感染则无上述情况，不经治疗其症状及菌尿可自行消失，或成为无症状性菌尿。成人肾盂肾炎如属单纯性，很少引起终末期肾病（end stage renal disease，ESRD）或病理上的慢性肾盂肾炎。

（三）通过其与其他尿路感染的关系

初发或孤立性感染是指以前从未有过尿路感染或很久以前曾经有过尿路感染的个体发生的感染。

未愈的感染指抗生素治疗无效果的感染。

### 三、流行病学

一旦患者发生尿路感染，那么以后就很可能再次发生感染。许多成人在儿童时期就患过尿路感染，这就突出了遗传因素在尿路感染中的重要性。对菌尿复发的女性患者在治疗后进行随访，发现大约1/6的患者复发率很高（平均2.6次/年），而其余的女性患者的复发率仅为每年0.32。目前认为，以前感染发生的次数越多，感染复发的可能性就越高，而初次感染和第二次感染的间隔时间越长，感染复发的可能性就越低。

感染治愈后的康复期间隔时间平均大约为1年。大多数再感染发生于2周至5个月内，而且大多数发生在这一时间段的早期。再感染发生率与膀胱功能障碍、慢性肾盂肾炎以及膀胱输尿管反流无关。遗传因素在女性尿路感染发病机制中有比较重要的意义。

不治疗、短期治疗、长期治疗或预防性抗生素治疗，他们再次发生菌尿的概率仍然是相同的，预防性应用抗生素治疗虽然可以减少再次感染，但是并不能从根本上改变感染复发的易感性。尿路感染无论是应用抗生素治疗还是任其自愈，感染复发的概率仍然是相同的。此外，尿路感染频发者长期（>6个月）预防性应用抗生素可能会降低用药期间的感染率，但是停药后感染率就会恢复到治疗前的水平。因此，即使感染复发间隔的时间再长，也不能改变患者自身对感染的易感性。

目前已经明确当存在梗阻、感染性凝结物、糖尿病以及其他危险因素时，成人的尿路感染会导致进行性肾损害。单纯复发性尿路感染的长期影响还不完全清楚，但是目前已确定复发性感染与肾脏瘢痕形成、高血压及进行性肾性氮质血症无关。

妊娠妇女的患病率和感染复发率是相同的，但她们较非妊娠妇女更易由菌尿发展为临床急性肾盂肾炎。

（史志杰）

# 第二节　尿路感染的诊断

## 一、症状和体征

膀胱炎通常伴有排尿困难、尿频、尿急、耻骨上疼痛和血尿。下尿路症状最常见，且通常比上尿路症状提前数天出现。肾盂肾炎典型的表现为发热、寒战和腰痛，也可出现恶心和呕吐等胃肠道反应。肾脏或肾周脓肿可导致发热、腰部肿块和压痛。在老年人中，可能仅表现为腹上区不适，或不表现出任何症状。留置尿导管的患者通常伴有无症状的菌尿，但也有发生菌血症甚至危及生命的可能。

## 二、血液分析

尿路感染的诊断需要直接或间接的尿液分析，并经尿液培养确诊。尿液和尿路在正常情况下是不存在细菌和炎症的，在患有尿路感染时可能发生尿液分析和培养的假阴性，尤其是在感染的早期，细菌和白细胞的数量较低，或因液体摄入增加以及随后的利尿作用导致的尿液稀释。尽管存在细菌定植和尿路上皮炎症，但尿液中可能检测不到细菌和白细胞。尿液分析和培养的假阳性是由收集尿液标本过程中污染造成的。自行排尿留取标本最易发生污染。耻骨上穿刺留取膀胱中的尿液受污染的可能性最小。因此，这种方式能够提供对膀胱尿液状况最精确的评价。

### （一）尿液采集

排尿和导尿的标本。采集尿液时减少细菌污染能够提高诊断的准确性。包皮环切后的男性排尿留取标本前不需要准备。对于包皮未环切的男性，在收集标本前则应该翻起包皮，并先用肥皂清洗阴茎头再用水冲洗干净。应留取最初的 10ml 尿液（代表尿道）和中段尿（代表膀胱）。通过前列腺按摩获取前列腺液。并将排出的前列腺液收集到载玻片上。此后留取前列腺按摩后排出的最初 10ml 尿液，代表混有前列腺液的尿液情况。一般不推荐对男性患者采用导尿的方法进行尿液培养，除非患者无法自行排尿。

女性患者中段尿标本通常会受到阴道前庭的细菌和白细胞污染，特别是当女性患者分开阴唇及维持阴唇分开状态有困难时。因此应指导女性如何分开阴唇，用湿润的纱布清洗干净尿道口周围的区域，然后再收集中段尿标本。不建议使用抗菌剂进行消毒，因为可能会沾染排尿标本，并且导致尿液培养的假阴性。如果有证据表明排尿标本受到了污染，如在尿液分析时发现有阴道上皮细胞和乳酸杆菌，则应该通过尿管导尿收集中段尿。

耻骨上穿刺准确性非常高，但由于它会带来一些损伤，因此在临床中仅作有限的使用，除非患者不能按要求排尿。它对截瘫患者是极其有用的。穿刺留取的标本反映了膀胱尿液中的细菌学状况，避免了将尿道细菌引入膀胱引起新的感染。

## （二）尿液分析

对具有尿路症状的患者，应在显微镜下观察是否存在菌尿、脓尿和血尿。尿液分析能够快速识别菌尿和脓尿，对尿路感染进行初步的诊断，具有高度特异性。然而在菌落计数较低的感染中，显微镜由于观测的体积等限制，常检测不到细菌。因此，即使尿液分析为阴性结果，也不能排除细菌数量少于或等于 30 000/ml。

有些乳酸杆菌、棒状杆菌等革兰阳性菌在染色时会表现为革兰阴性，因此可能会出现在显微镜下的尿液沉淀中可以看到细菌，但是尿液培养显示没有细菌生长。女性阴道正常菌群也有很大一部分厌氧菌为革兰阴性杆菌。

脓尿和血尿是提示尿路有炎症反应的良好指标。但观察到的细胞数量会受到水合状态、尿液收集的方法、组织反应强度、离心尿液体积、速度以及沉淀物再悬浮的数量等影响。

但是有脓尿并不能说明一定是尿路感染所致，许多尿路疾病在没有菌尿的情况下也可产生明显的脓尿。结核、凝结物在没有尿路感染的情况下也能产生含有大量白细胞的明显的脓尿。几乎所有导致尿路损伤的疾病，都能引起大量新鲜的多形核白细胞排出。

## （三）尿液培养

目前用到的有两种尿液培养技术，传统的定量培养技术是在一次性的单片琼脂培养板上对已知数量的尿液进行直接的培养，这已应用于绝大多数微生物学实验室。一种更简单但准确性略低的技术是使用浸片式培养法。在实际操作中，细菌生长的情况是与视觉标准来比较和记录，较难识别细菌的种类。浸片培养可以在采集尿液后立即进行培养而不需要冷藏，较传统的方法更为方便。

### 三、感染

1. 发热和腰痛　目前临床上通常认为发热和腰痛提示肾盂肾炎可能，对小儿和成人以及终末期肾病患者进行的侵袭性定位研究中，感染局限于膀胱的菌尿患者，发热甚至腰痛的发生率很高。

2. 输尿管导管插入术　使用输尿管导管不仅可以区分细菌来自上尿路或下尿路，也可以区分哪一侧肾的感染，甚至能定位异位输尿管或无反流的输尿管残端感染（使用盐水溶液冲洗）。当这一技术被应用到大量的菌尿患者时，发现 45% 仅有膀胱感染，27% 为单侧肾菌尿，28% 为双侧肾菌尿，这些数字已经被至少 3 个国家（美国、英国和澳大利亚）的 5 个研究者证实，可作为任何成年人总体菌尿发生率的参考。尽管在菌尿存在的情况下肾凝结物和其他的肾异常可能会增加肾脏感染的概率，除非得到了有意义的检查结果，不能将感染部位直接定位到肾。

3. 组织和凝结物培养　将从尿路取出的凝结物进行培养，在临床上对确定存在于凝结物缝隙中的细菌是有一定的意义，组织培养主要用于研究。

### 四、影像学检查

单纯性泌尿系感染不需要影像学检查，因为根据临床和实验室的检查结果就能做出正确的诊断，并足够确定大多数患者的治疗方案。但是，大多数男性患者的尿路感染、抵抗力差的患者的感染、伴有发热的感染、有尿路梗阻的症状或体征、复发的感染提示细菌在尿路中持续存在以及合理治疗无效的感染都需要用影像学方法来明确潜在的异常，这些异常可能需要改变治疗方案或行经皮肾穿刺或外科手术治疗。

1. 超声检查　泌尿系超声检查在泌尿外科影像学中占据着越来越重要的地位，因为其无创、快速、普及、廉价、无放射性损害、无造影剂过敏等优点，可以识别异物、肾凝结物、肾积水、肾积脓、肾周脓肿。超声也可诊断残余尿。但超声检查并不能代替其他影像学检查，其依赖于检查者对图像的解释及操作技术。对于肥胖或有引流管或开放性伤口存在技术上的弱点。

2. 腹部卧位平片　腹部卧位平片对不透光的凝结物、异物具有诊断意义，可发现气性肾盂肾炎里异常气体。肾周或肾脓肿时，腹部卧位平片上腰大肌轮廓消失，但腹部卧位平片的特异性较差，容易受肠积气影响，必要时需行肠道准备。

3. 排泄性尿路造影　排泄性尿路造影也称静脉肾盂造影，是评估复杂性尿路感染的常规检查。可以明确尿路梗阻的部位和范围，可明确诊断凝结物引起的尿路梗阻，有助于诊断泌尿系畸形。但是肾积水时作用不显著，肾盂脓肿或肾脓肿时慎用。

4. 计算机断层扫描（CT）和磁共振成像（MRI）　CT和MRI相对于超声及X线检查图像更清晰，分辨率更高，可以发现超声及X线难以分辨的异常。CT平扫对凝结物的诊断及位置和大小的描述更准确，普遍用于临床。

5. 放射性核素显像（ECT）　ECT是反映肾盂肾炎早期皮质缺血及肾脏瘢痕形成的最灵敏、可靠的手段。但ECT的普及不如其他影像学检查，临床对于泌尿系感染诊断时应用有限。

（史志杰）

# 第三节　抗菌药物治疗

抗菌药物治疗是尿路感染的主要治疗方法。中段尿培养对抗菌药物的选择起指导作用，推荐根据药敏试验选择用药。由于尿培养有需时长、不能普及的局限性，可以对有尿路感染症状的患者施行经验性抗菌药物治疗。

## 一、常用抗菌药物的作用机制

（1）干扰细菌细胞壁合成：包括 β 内酰胺类的青霉素、头孢菌素、碳青霉烯类和磷霉素、万古霉素类。

（2）损伤细菌细胞膜：有多黏菌素 B、制霉菌素等。

（3）影响细菌蛋白质合成：有氨基糖苷类、四环素类、红霉素、林可霉素等。

（4）抑制细菌核酸代谢：有氟喹诺酮类、利福霉素类。

（5）其他：如影响叶酸合成的磺胺类药物等。

## 二、抗菌药物分类

1. 浓度依赖性药物　这类药物在有效浓度范围内呈现浓度依赖性杀菌的特点，所用药物浓度越高，杀菌率和杀菌范围也随之增高，如氨基糖苷类和氟喹诺酮类，这些药物的用药方案目标是把药物浓度提高到最大限度。

2. 时间依赖性药物 疗效与抗菌药物血药浓度维持超过致病菌的最小抑菌浓度（MIC）的时间有关，如 β 内酰胺类、部分大环内酯类，这些药物的用药方案目标是尽可能延长接触时间，在血清浓度超过 MIC 期间，持续时间的长短将是这些药物效能的重要决定因素。

### 三、抗生素选择

在抗生素选择上，应根据抗生素的抗菌谱、疗效、常见的不良反应、联合用药、患者经济条件等多方面因素最终决定用药方案。

1. 甲氧苄啶/磺胺甲基异噁唑 TMP - SMZ 合剂已经成为治疗急性尿路感染最广泛使用的药物。对于多数非复杂性感染单用 TMP 治疗的效果与 SMZ 联用是相同的，而且可能副反应更低，但是，加用 SMZ 可以通过协同的杀菌作用使得对上尿路感染的治疗更加有效，而且可能会抑制耐药性的出现。单用 TMP 或联合 SMZ 对大多数常见的尿路病原体均是有效的，值得注意的是肠球菌属和假单胞菌属除外。TMP 和 TMP - SMZ 价格低廉而且对肠道菌群的影响极低，缺点是不良反应相对常见，主要包括皮疹和胃肠道症状。

2. 呋喃妥因 呋喃妥因对常见的尿路病原体有效，但对假单胞菌属和变形杆菌菌属无效。它可以快速地进入尿液中，但在大多数身体组织达不到治疗浓度，包括胃肠道。因此，它对上尿路感染和复杂性感染是无效的。呋喃妥因对肠道固有菌群和阴道菌群影响极低，并已经有效地作为预防性用药超过 40 年。细菌出现对呋喃妥因的获得性耐药概率极低。

3. 头孢菌素 所有三代的头孢菌素都已经被用来治疗急性尿路感染。总体来说通常头孢菌素对肠杆菌属活性高，对肠球菌属活性低。第一代头孢菌素对革兰阳性菌以及常见的尿路病原体加大肠杆菌和肺炎克雷伯杆菌的抗菌活性更强，而第二代头孢菌素具有抗厌氧菌的活性，第三代头孢菌素对社区获得性和院内革兰阴性菌比其他 β 内酰胺类抗生素的活性更高。由于这些广谱抗菌药物可以引起细菌的选择耐药性，因此应仅限于在复杂性感染或需要行胃肠外治疗以及可能对标准的抗生素耐药等情况下使用。也可用于妊娠期尿路感染。

4. 氨苄西林 氨苄西林和阿莫西林过去经常被用来治疗尿路感染，但是有 40% ~60% 常见的尿路病原体出现了耐药，这也降低了这些药的有效性。这些药物对肠道正常菌群和阴道菌群的影响能使患者发生耐药菌导致的再感染并且经常会导致念珠菌阴道炎。将 β 内酰胺酶抑制物克拉维酸与阿莫西林联用能极大提高抑菌活性。但是较高的费用以及胃肠道不良反应限制了它的使用。广谱的青霉素衍生物（例如哌拉西林、美洛西林和阿洛西林）保留了氨苄西林对抗肠球菌的活性，并提供了对耐氨苄西林革兰阴性杆菌的抗菌活性，用于治疗院内获得性尿路感染以及初始胃肠外治疗院外获得性急性非复杂肾盂肾炎。

5. 氨基糖苷类 氨基糖苷类与 TMP - SMZ 或氨苄西林联用，是治疗伴有发热的尿路感染的首选药物。它们具有肾、耳毒性，因此需要监测患者的肾功能和听力。氨基糖苷类每天一次的给药方式能够优化峰值浓度与最小抑菌浓度的比值，使杀菌作用达到最大并减少潜在的毒性。

6. 氨曲南 氨曲南具有与氨基糖苷类和所有的 β 内酰胺类相似的抗菌谱，它没有肾毒性。但是它的抗菌谱要窄于第三代头孢菌素。主要用于对青霉素过敏的患者。

7. 氟喹诺酮类 氟喹诺酮类具有广谱抗菌活性，是尿路感染经验性治疗的理想药物。它们对肠杆菌属细菌以及铜绿假单胞菌具有非常强的作用，对金黄色葡萄球菌和腐生葡萄球菌也有很强的作用，但大多数厌氧菌对氟喹诺酮类药物耐药，尽管此类药物没有肾毒性，但肾功能不全可影响此类药物代谢，需适当减量。药物的不良反应少见，以胃肠功能紊乱常见。但有报道服用氟喹诺酮可导致对软骨发育障碍，因此，目前氟喹诺酮类药物禁用于幼儿、青少年和怀孕或哺乳期的女性患者。

8. 糖肽类抗生素　糖肽类抗生素主要包括万古霉素及去甲万古霉素等。主要用于革兰阳性菌导致的严重感染，特别是耐甲氧西林金黄色葡萄球菌（MRSA）或耐甲氧西林凝固酶阴性葡萄球菌（MRC－NS）。但此类药物具有耳、肾毒性，用药期间需定期复查尿常规、肾功能、监测血药浓度，注意听力改变等，疗程不得超过 14 天，避免与其他肾毒性药物合用，孕妇应避免使用。

（史志杰）

# 第四节　泌尿外科常见手术抗生素的预防性应用

外科预防性应用抗生素是指在外科操作前和操作后的一个有限的时间内使用抗生素来预防局部和全身的感染。对大多数操作而言，预防性应用应该在操作前的 30 ~ 120 分钟开始。在整个操作的过程中都应该保持有效的浓度，在某些特殊情况下还需维持到操作后一段时间内（多数达 24 小时）。

在泌尿外科领域有许多患者需行侵袭性操作。在确定是否需要预防性抗生素治疗时，宿主对菌尿或菌血症的反应能力以及发生感染的可能性是两个重要的考虑因素。影响宿主对炎症反应能力的因素包括高龄、解剖异常、营养状况差、吸烟、长期使用皮质激素、同时使用其他药物以及免疫缺陷（如未治疗的 HIV 感染），此外长期的引流物植入、导致感染的体内物质（如凝结物）、隐性感染的病症，以及由于住院时间的延长也可通过增加局部细菌浓度和（或）改变菌群的种类来增加感染性并发症的风险，人工心脏瓣膜或关节假体受播散的可能性增加了宿主全身感染后果的严重性。因此，详细了解患者的病史和检查是指导泌尿外科操作前抗生素预防性应用的决定性因素。

操作类型也有助于确定预防性治疗的开始时间、持续时间以及预防性抗生素的种类。还应该考虑局部组织受损的程度以及该部位可能的细菌类型。

## 一、尿管的插入与拔除

在导尿前预防性使用抗生素的指征并不是固定的，取决于患者的健康状况、性别、居住环境以及导尿的指征。居住在家中的健康女性一次置入尿管后感染的风险是 1% ~ 2%，但是住院患者的风险要显著升高。因此，对具有感染危险因素的患者（如老年、解剖结构异常、营养状况差、长期置入引流物、长期服用激素、糖尿病等），口服抗生素如 TMP－SMZ 或氟喹诺酮类进行预防可以降低操作后感染的风险。

## 二、尿流动力学检查

尿流动力学检查与膀胱镜检查类似，是一个创伤极小的操作，对尿路上皮具有有限的损伤，使得在具有正常解剖和免疫功能的宿主中局部感染的风险很低。但尿流动力学检查后男性患者菌尿的发生率（36%）要明显高于女性患者（15%）。研究表明无感染的女性尿失禁患者在接受尿流动力学检查后预防性给予抗生素不能显著降低菌尿和感染的发生率，但是，对于临床病史更加复杂的患者，或具有解剖异常的患者，如具有大量残余尿的男性或脊髓损伤的患者，都应该考虑给予预防性抗生素治疗。

### 三、经直肠超声引导下的前列腺穿刺活检

大多数研究表明，在经直肠超声引导下的前列腺穿刺活检中预防性使用抗生素可以减少操作后的发热和尿路感染的发生率，治疗使用的抗生素的级别以及持续的时间存在很大的差别和争议。

### 四、体外冲击波碎石

据报道，在没有抗生素预防的情况下，体外冲击波碎石术后尿路感染的发生率从 $0 \sim 28\%$ 不等。一个最近关于同期随机对照实验的荟萃分析研究了在体外冲击波碎石术中使用抗生素预防的实用性和成本效益，研究显示在那些操作前尿液培养无细菌生长的患者中，预防性使用抗生素可以将术后尿路感染的发生率从 $5.7\%$ 减少到 $2.1\%$，同时分析了当预防性使用抗生素是考虑用来治疗极少出现但更严重的并发症（例如尿脓毒症和肾盂肾炎）的成本效益，特别是近期有尿路感染或感染性凝结物病史，需要在体外冲击波碎石前给予完整疗程的抗生素治疗。

### 五、膀胱镜

膀胱镜检查是一个创伤极小的操作，仅有有限的上皮损伤。研究显示，在无抗生素预防下接受膀胱镜检查，术后经尿液培养证实的尿路感染发生率在 $2.2\% \sim 7.8\%$。虽然对于单纯的膀胱镜检查预防性治疗没有绝对的指征，但当宿主的异常因素能够增加感染可能性和严重性时，我们推荐预防性使用抗生素。最合适的药物以及给药的剂量还没有经过良好的研究，通常使用单次剂量的氟喹诺酮。

### 六、经尿道前列腺电切术和膀胱肿瘤电切术

治疗性经尿道的下尿路操作局部发生感染的风险要高于单纯的诊断性膀胱镜检查术。黏膜的损伤、操作持续的时间增加和操作的程度和难度、加压冲洗以及对感染物质的处理或切除增加感染性并发症的风险。最有效的抗生素种类包括氟喹诺酮类，氨基糖苷类、头孢菌素类和 TMP - SMZ。当留置尿管时，单剂量的抗生素治疗确实可以降低发生菌尿的相对危险度，但不如短疗程抗生素治疗（$2 \sim 5d$）那样效果明显。虽然在留置尿管期间连续的抗生素治疗事实上不属于预防性用药，但是在预期的一个较短的时间内（有尿管留置）连续使用最初的预防性抗生素，并不会增加细菌发展为耐药菌的风险。对于术前已经明确有尿路感染的患者，在操作前应将感染清除。因此，在这些患者中，术前使用抗生素是治疗性的，而不是预防性的。诊断性和治疗性的上尿路操作如果在加压灌注下完成可能会导致尿路上皮的损伤，因此预防性使用可覆盖尿路病原体的抗菌谱的抗生素是有指征的。

### 七、输尿管镜检查术

诊断性和治疗性的上尿路内镜操作导致局部感染的风险要高于单纯诊断性膀胱镜操作，

这是由于几个因素造成的，包括对黏膜损伤的增加、大多数输尿管镜操作的持续时间和困难程度的增加、冲洗的压力增加以及需要切除或处理受感染的物质。预防性使用氟喹诺酮可以显著减少操作后尿路感染的发生率。如果怀疑术前存在感染或感染性物质，推荐在操作前进行尿液培养并使用适当的抗生素进行足疗程的治疗。

### 八、经皮操作

经皮肾手术通常存在较大的肾凝结物、肾盂输尿管连接处梗阻以及监测移行性细胞癌时实施。发热和菌血症是很常见的，主要是由肾实质的损伤、加压灌注以及一些病例中需处理感染性凝结物等因素综合导致的结果。如果术前尿液培养呈阳性，那么在术前就应该对感染进行治疗。相反，如果术前培养是阴性的，应该使用可以覆盖常见尿路病原体的抗生素进行预防性治疗。

### 九、开放手术和腹腔镜手术

开放性的外科操作可以分类为清洁、可能污染、污染以及严重污染几类。对可能污染和污染伤口建议进行抗生素预防，而对严重污染和感染的伤口应使用适当的抗生素进行治疗。泌尿外科的清洁手术包括肾上腺手术、根治性肾切除术（如果尿路没有进入的话）等。尿路被有选择开放的泌尿外科操作都被认为是可能污染的操作，如果进入感染的尿路则被认为是污染的操作，可能给手术部位带来较高的感染风险。应该用对最有可能引起感染的细菌有效的抗生素，在操作前的 1 小时给药，在操作结束后的 24 小时中止，延长预防性用药时间并不能更有效预防感染。当考虑使用结肠或阑尾来重建尿路时，推荐术前 18~24 小时口服抗生素做肠道准备，手术切开前 30~60 分钟静脉使用第二、三代头孢类抗生素。对 β 内酰胺类过敏的患者推荐使用克林霉素联合庆大霉素、氨曲南或环丙沙星。泌尿外科中严重污染的伤口包括泌尿生殖道所有部位的脓肿和穿透性损伤。对严重污染伤口的治疗，应该在一开始就使用广谱的抗生素覆盖预期引起感染的细菌，在术中进行伤口培养，后续的治疗和治疗持续时间取决于培养出细菌的敏感性。

（史志杰）

# 第十章

# 泌尿男生殖系损伤

## 第一节 肾脏损伤

肾脏位置较深，且有脂肪囊和周围组织结构的保护，受伤机会较少。肾脏损伤多由火器伤、刺伤以及局部直接或间接暴力所致，多发在 20～40 岁的男性青壮年。

### 一、病因

1. 闭合性肾损伤　直接暴力、间接暴力、肌肉强力收缩等原因。
2. 开放性肾损伤　多由枪弹、弹片及直接刺伤引起，常并发胸腹部其他器官损伤。
3. 医源性肾损伤　ESWL 及腔内手术引起的肾包膜下出血、肾挫裂伤、意外的穿破伤、大出血等。

### 二、分类

根据损伤程度分为两大类。
1. 轻度损伤　轻微包膜下血肿、肾挫伤或表浅肾裂伤，肾包膜完整。
2. 重度损伤　肾全层裂伤、肾破裂及肾蒂血管断裂。

### 三、诊断标准

1. 多有明确的外伤史　症状和体征取决于损伤的程度和有无其他脏器的损伤。
2. 临床表现　如下所述。

（1）休克：常发生在重度的肾脏损伤，如肾全层裂伤、肾破裂及肾蒂血管断裂，特别是开放性肾损伤及并发其他脏器的损伤，出血严重的患者极易出现休克。伤后数日内出现休克，表示有继发性出血或反复出血。在儿童的肾损伤，迟发性休克较常见。

（2）血尿：是肾损伤最常见且重要的症状，分为镜下血尿和肉眼血尿。血尿的严重程度与肾损伤的程度不一定成正比，约 40% 肾损伤患者可无血尿，如肾蒂、输尿管断裂或发生血块堵塞输尿管时，可能不出现血尿，而表现全身失血征，常出现失血性休克，危及生命。

（3）疼痛及肿块：肾破裂后出现出血或尿外渗，在肾周形成肿块。如后腹膜出现较大的血肿，可出现腹膜刺激征。腰部肿块表示尿外渗和腹膜后积血较多，这是伤情较重的症状之一。

（4）感染及发热：血肿及尿外渗有可能继发肾周感染，在伤后数日患者会出现发热、局部压痛和肌紧张等体征。

3. 辅助检查　如下所述。

（1）B超：快捷、无创、可重复。

（2）CT与MRI：诊断率达100%，可显示肾皮质裂伤、尿外渗、肾周血肿的范围和血管损伤，并可了解损伤的程度以及有无并发伤。

（3）IVP：在患肾显影不良的情况下，可采用双倍或大剂量IVP，对诊断有重要价值。

（4）腹腔穿刺：如出血量较大，可抽出不凝血。

（5）腹主动脉肾动脉造影：经大剂量IVP检查后，尚有少数患者损伤肾不能显影，在这部分患者中一部分即为肾蒂损伤，在病情稳定时应实施腹主动脉肾动脉造影，能进一步提高诊断。

## 四、治疗

治疗方法取决于损伤的程度和范围，治疗及时多数患者可以通过非手术疗法治愈。

1. 防治休克　对重度肾损伤患者，严密观察病情变化，失血严重者及早输血输液，补充血容量，维持血压，并采取止痛保暖等措施。在休克得到纠正后，再尽快明确肾脏损伤的程度及有无其他脏器的损伤，再作进一步处理。

2. 非手术治疗　适用于轻度肾损伤患者，如肾挫伤、轻微肾裂伤，以及无胸、腹其他脏器并发伤的患者。

（1）休克的处理：严密观察病情变化，失血严重者及早输血输液，补充血容量，维持血压，并采取止痛保暖等措施。

（2）观察治疗：密切观察生命体征，并予以镇痛止血药物。对持续血尿较重而无尿外渗的患者，可采取肾动脉插管做选择性栓塞或根据需要行肾动脉栓塞术。如患者的血红蛋白持续下降，腰腹部肿块继续增大，脉搏增快，血压持续下降，应积极考虑手术探查。

（3）感染的预防：应用抗生素预防感染。

（4）卧床休息：绝对卧床至少10～14天，避免过早活动而再度出血。

3. 手术治疗　如下所述。

（1）适应证：①开放性肾损伤；②经检查证实为肾粉碎伤；③经检查证实为肾盂破裂；④IVP检查损伤肾不显影，经动脉造影证实为肾蒂伤；⑤尿外渗视其程度、发展情况及损伤性质而定。

（2）手术方法：根据损伤的程度实施包括肾修补、肾部分切除、肾切除等手术。①肾周引流术：适用于尿、血外渗，形成感染，或因贯通伤并有异物和感染；②肾修补术和肾部分切除术：适用于肾裂伤；③肾切除术：适用于严重的肾粉碎伤或严重的肾蒂损伤，肾切除前一定要了解对侧肾功能是否正常；④肾损伤或粉碎的肾脏需要保留时，可用大网膜或羊肠线织袋包裹损伤的肾脏；⑤闭合性腹内脏器损伤并发肾脏损伤行开腹探查时，要根据伤肾情况决定是否同时切开后腹膜探查伤肾。如血尿轻微，肾周血肿不明显，则不需要切开后腹膜探查伤肾。

（史志杰）

## 第二节 输尿管损伤

输尿管损伤多见于医源性损伤，偶见于外伤性损伤，如车祸、贯穿性腹部损伤等。放疗也可造成输尿管放射性损伤。

### 一、病因

1. **手术损伤** 是最常见的原因，多见于骨盆、后腹膜广泛解剖的手术如结肠、直肠、子宫切除术以及大血管手术，由于解剖较复杂，手术野不清，匆忙止血，大块钳夹、结扎致误伤输尿管；肿瘤将输尿管推移或粘连，后腹膜纤维化等会使手术发生困难，较容易误伤。

2. **腔内器械损伤** 常见有经膀胱镜输尿管插管、输尿管镜检查、取石或套石或在高压下向输尿管内注射液体时。

3. **外伤性损伤** 可分为贯穿性损伤，如弹片、枪弹、各种锐器损伤和非贯穿性损伤，如车祸、高处坠落、腹部钝伤等。

4. **放射性损伤** 见于宫颈癌、前列腺癌等放疗后，使输尿管管壁水肿、出血、坏死、形成尿瘘或纤维瘢痕组织形成，造成输尿管梗阻，引起肾积水。

### 二、诊断标准

（1）有盆腔手术、输尿管内器械操作或外伤史。

（2）临床表现

1）腹痛和感染症状：输尿管损伤后，局部组织坏死，引起局部炎性反应，尿瘘或尿外渗可继发感染。

2）尿瘘或尿外渗：分为急性尿瘘或尿外渗和慢性尿瘘。前者在输尿管损伤当日或数日内出现伤口漏尿、腹腔积尿或阴道漏尿。后者最常见的是输尿管阴道瘘，常出现在损伤后2~3周，偶见输尿管皮肤瘘。

3）无尿：双侧输尿管发生断裂或误扎，可导致无尿。应注意与创伤性休克后急性肾功能衰竭导致的无尿进行鉴别。输尿管损伤的无尿，在伤后即可发生，而创伤性休克后急性肾功能衰竭导致的无尿常有病理发展过程，可借助于 IVP、放射性核素肾图等检查进行鉴别。

4）血尿：可以是肉眼血尿或镜下血尿。

（3）辅助检查

1）IVP：可显示患肾积水，损伤以上输尿管扩张、扭曲、成角、狭窄以及造影剂外溢。

2）膀胱镜及逆行造影：可观察瘘口部位并与膀胱损伤鉴别；逆行造影对明确损伤部位、损伤程度有价值。

3）B 超：可显示患肾积水和输尿管扩张。

4）CTU：对输尿管外伤性损伤部位、尿外渗及并发肾损伤或其他脏器损伤有非常重要的诊断意义，可取代 IVP 检查。

5）阴道检查：有时可直接观察到瘘口的部位。

### 三、治疗

（1）对因输尿管镜等器械损伤，可先行输尿管插管，充分引流，有利于损伤的修复和狭窄的改善。

（2）手术时发生输尿管损伤，应及时修复，并留置双 J 管引流尿液。

（3）如损伤超过 24 小时，此时创面水肿，充血脆弱，修复的失败机会较大。故应先作肾造瘘引流，3 个月后再行输尿管手术。

（4）输尿管被误扎，可行松解术；输尿管被切割或穿破，可行局部修补，并放置双 J 管。

（5）输尿管断裂，早期可行输尿管端端吻合。如已有感染应先作肾造瘘引流，待感染控制后，再行输尿管手术。①若输尿管缺损不超过 2cm，可采用输尿管端端吻合，腔内留置双 J 管 2～4 周，周围放置引流管；②若输尿管损伤位置在输尿管远端靠近膀胱，可行输尿管膀胱吻合或输尿管膀胱瓣、管状成形；输尿管缺损位置较高，可暂时行输尿管皮肤造瘘或肾造瘘，二期再行修复；③中段输尿管缺损较大，可行自体肾移植、回肠代输尿管或上尿路改道。

（6）输尿管损伤、狭窄继发肾脏严重积水或感染，确已造成肾功能丧失，而对侧肾功能正常，可行患肾切除术。

（史志杰）

# 第三节　膀胱损伤

## 一、类型

1. 腹膜内损伤　位置多在膀胱顶部和后壁，膀胱壁连同覆盖其上的腹膜同时穿破，尿液进入腹腔，引起腹膜炎。

2. 腹膜外损伤　多发生在骨盆骨折时，破裂多发生在膀胱前壁。尿液经裂口流出，局限在膀胱周围引起炎症。

3. 混合性膀胱损伤　多由枪弹伤、利刃贯通伤所致，常并发其他脏器损伤。

## 二、病因

1. 闭合性膀胱损伤　如下所述。

（1）直接暴力：暴力直接作用于下腹部，使过度充盈的膀胱破裂，多为腹膜内损伤。

（2）间接暴力：多发生于外伤性骨盆骨折时，一般为腹膜外损伤。

（3）自发性破裂：多在膀胱过度充盈情况下，尤其在膀胱本身存在病变时，如膀胱结核、炎症、憩室、肿瘤、结石、神经性膀胱、膀胱多次手术后以及尿道狭窄等，可以造成膀胱自发性破裂。

2. 开放性膀胱损伤　多因子弹、弹片、刀器直接损伤膀胱，常常并发其他脏器损伤。

3. 医源性膀胱损伤　多由器械操作、下腹部和盆腔手术以及放射治疗造成。

### 三、诊断标准

1. 病史　下腹部外伤史、骨盆骨折史、难产、膀胱尿道器械操作后出现以下临床表现，应考虑膀胱损伤的可能。

2. 临床症状　如下所述。

（1）出血与休克：常因并发骨盆骨折或其他脏器损伤，大量出血出现休克；尿性腹膜炎可促进休克的发生。

（2）排尿障碍和血尿：尿液外渗表现为尿量的减少，且外渗的尿液刺激膀胱，患者常有膀胱刺激征，表现为不能排尿或只有血尿。

（3）腹膜炎症状：外肾的尿液引起膀胱周围炎，可产生腹痛；当大量尿液进入腹腔时，腹膜炎症状进一步加重，可出现麻痹性肠梗阻。

（4）发生膀胱阴道瘘或膀胱直肠瘘时，可出现阴道漏尿或直肠漏尿。

3. 体检　发生腹膜外损伤出现尿液外渗，下腹耻骨上区有明显的触痛，有时可触及包块；腹膜内损伤时，若有大量的尿液进入腹腔，可有腹肌紧张、压痛、反跳痛及移动性浊音。

4. 辅助检查　如下所述。

（1）导尿：是鉴别尿道还是膀胱损伤的简便有效的方法。导尿时发现膀胱空虚仅有极少血性尿液时，可注入一定量的消毒生理盐水，片刻后重新抽出。如抽出液量少于注入量，应怀疑有膀胱破裂和尿外渗。

（2）膀胱造影：可见造影剂外溢，有助于确定膀胱破裂、尿外渗、膀胱瘘口等情况。

（3）腹腔穿刺：腹膜内膀胱破裂后，大量尿液进入腹腔，因此腹腔穿刺可抽取尿液或淡血性液体。如抽得多量血性液体，可测定其尿素氮及肌酐含量。如高于血肌酐和尿素氮，则可能是外渗之尿液。

（4）膀胱镜检查：对于晚期膀胱直肠或膀胱阴道瘘，可行膀胱镜检查，明确诊断，了解损伤部位。

### 四、治疗

1. 全身治疗　治疗休克，也是手术前必要的准备，迅速使患者脱离休克状态。应用抗生素预防感染。

2. 腹膜内膀胱破裂的治疗　应积极手术治疗。取下腹正中切口，进入腹腔，先探查腹腔内有无其他并发伤后再清除腹腔内尿液，探查膀胱圆顶和后壁以确定裂口，同时可在腹膜返折下切开膀胱前壁并观察膀胱内部。修复裂口后如无腹腔内脏损伤，即缝合腹膜。在膀胱前壁作一高位造瘘。

3. 腹膜外膀胱破裂　对较严重的腹膜外膀胱破裂，出血及尿外渗显著者，应积极手术探查，清除膀胱外尿液和血肿，修整膀胱创口周边坏死组织，修补膀胱创面并行膀胱造瘘，充分引流，应用抗生素抗感染治疗。

4. 并发症的处理　如下所述。

（1）骨折：根据骨折、脱位情况采用牵引、固定等。

（2）膀胱阴道瘘：较小的膀胱阴道瘘，可保留尿管 10～14 天，应用抗生素预防感染。

较大的膀胱阴道瘘需手术修补，尿流改道，分层缝合膀胱和阴道。

（3）膀胱直肠瘘：早期膀胱直肠瘘，应作尿和粪便改道，再修补膀胱和直肠创面。晚期膀胱直肠瘘应先应用抗生素抗感染后再行手术。手术应充分切除窦道周边的瘢痕，再分层缝合膀胱和直肠壁，然后行膀胱造瘘和结肠造瘘。

（史志杰）

# 第四节 尿道损伤

尿道损伤是泌尿系统最常见的损伤，几乎全部发生于男性尿道，尤其是较固定的球部或膜部。

## 一、病因

1. 尿道内损伤 多为医源性、尿道内误入高浓度的药物导致的化学损伤或放疗引起的损伤。

2. 尿道外损伤 可分为闭合性损伤和开放性损伤。尿道闭合性损伤主要由会阴骑跨伤和骨盆骨折引起。

（1）会阴骑跨伤：多因患者从高处坠落，会阴部骑跨在硬物上，使尿道球部处于暴力与耻骨弓之间产生的损伤。

（2）骨盆骨折：骨折使骨盆变形、牵拉撕裂或撕断膜部尿道；骨折后的骨片可以直接造成尿道的损伤。

（3）开放性损伤：多因子弹、弹片、刀器直接损伤尿道，多伴有会阴部其他组织器官的损伤。

## 二、诊断标准

1. 临床表现 如下所述。

（1）休克：骨盆骨折并发后尿道损伤或并发其他内脏损伤常出现休克，这是疼痛和失血引起的。

（2）疼痛：损伤部位处疼痛，尿时尤重，疼痛可牵涉会阴、阴茎、下腹部等处，有时向尿道外口放射。

（3）排尿困难：损伤导致局部水肿或血肿、疼痛、尿道断裂引起排尿障碍，甚至尿潴留。

（4）尿道出血：是尿道损伤的重要症状。前尿道损伤时，可有尿道外口滴血；后尿道损伤，由于尿道括约肌的作用，血液有时不从尿道流出而进入膀胱，出现血尿。

（5）损伤部皮下淤血、青紫或肿胀，以会阴部和阴囊最为明显。

（6）尿外渗：范围随损伤部位、程度不同而异。前尿道损伤若阴茎筋膜完整时，尿外渗及血肿局限于阴茎筋膜之内，表现为阴茎肿胀呈青紫色；若阴茎筋膜破裂，尿外渗可进入阴囊皮下、会阴部，向上可蔓延到下腹部皮下。

2. 辅助检查 如下所述。

（1）导尿：如导尿管很容易插入膀胱并导出清亮的尿液，表明尿道损伤较轻或只有较小的破裂，膀胱无损伤。若导尿管插入过程中受阻，表明尿道已断裂或大部分破裂，此时不宜反复插管。

（2）肛诊：对骨盆骨折导致的尿道损伤患者，为确定后尿道损伤情况和有无并发直肠损伤，要进行肛门指诊。

（3）X线骨盆像：了解有无骨盆骨折及骨折对尿道的影响。

（4）尿道造影：了解尿道损伤的部位及程度。

### 三、治疗

1. 全身治疗　尿道损伤常因并发骨盆骨折以及大出血而出现休克。因此，要及时予以输血输液，并应用镇痛、止血药和抗生素。

2. 膀胱尿液引流和防止尿外渗　应尽早将导尿管插入膀胱，以引流尿液并最大限度地减少尿外渗。

3. 后尿道损伤　将膀胱切开，直视下将尿道断端修补吻合后，再行膀胱造瘘。尿道内尿管应保留至少3周以上。

4. 前尿道球部损伤　应急诊手术，清除血肿，经会阴切口可找到尿道的破裂处或断端，予以修补或断端吻合术，再行膀胱造瘘。

5. 并发症处理　如下所述。

（1）后尿道损伤伴有骨盆骨折：在修补尿道或恢复尿道的连续性后，应予骨折必要的治疗，包括卧床休息、骨盆牵引、下肢牵引等。

（2）尿瘘：新鲜尿瘘无感染者，可予以早期修补；如已有感染应先抗感染治疗和膀胱造瘘，3个月后再行修补术。

（3）尿道阴道瘘：伤后形成瘘口早期应先行膀胱造瘘，较小的瘘口可自行愈合。如果瘘口较大且局部炎症明显，应先抗感染治疗，3个月后再行修补术。

（4）尿道直肠瘘：如在伤后几小时内发现，可修补尿道和直肠创口。如损伤范围较大、污染较重，应同时作膀胱造瘘和结肠造口。如发现较晚，应先作膀胱造瘘和结肠造口，3个月后再行修补术。

（史志杰）

## 第五节　男性生殖器损伤

### 一、阴茎损伤

#### （一）病因

阴茎损伤较少见，按损伤类型有阴茎挫伤、切割伤、贯通伤、折断、脱位、绞窄、离断等，严重的阴茎损伤必须及时治疗，以免影响排尿及性功能。

#### （二）诊断标准

（1）明确的外伤史。

（2）临床表现：阴茎损伤的症状随损伤的原因不同而异。

1）阴茎折断：常发生于阴茎勃起状态下，患者突然感到局部组织破裂，在受伤的瞬间常有响声和剧痛，勃起的阴茎随即松软，因海绵体出血及白膜下血肿，阴茎肿大，晚期由于瘢痕挛缩使阴茎变形，引起勃起障碍。

2）阴茎绞窄：为环状物套在阴茎上所致，绞窄远端阴茎肿大，甚至淤血坏死。

3）阴茎脱位：表现为阴茎包皮环形裂开，阴茎被挤至阴囊根部、下腹部或大腿根部皮下。

（3）检查：阴茎头部、阴茎体或会阴皮肤出现瘀斑、血肿、坏死、撕脱；阴茎海绵体裂开出血，阴茎离断等，伴有尿道损伤排尿时可发现漏尿。

（4）怀疑伴有尿道损伤者，在对伤口清创止血后必要时行尿道造影，同时行 X 线平片、B 超检查了解是否伴有其他损伤。

（三）治疗

（1）轻度挫伤者休息，应用抗生素预防感染。

（2）阴茎损伤伴尿道损伤，如尿管无法插入膀胱，应行耻骨上膀胱造瘘。

（3）阴茎绞窄者，应立即将绞窄物去除，有些绞窄物如金属环、硬塑料环等较难去除，应使用特殊的器械。

（4）阴茎折断、脱位、撕脱等应及早手术，清创、止血、缝合破裂的阴茎白膜，阴茎复位固定。阴茎皮肤血运丰富，皮肤撕脱清创时应尽量保留。如有创面用中厚皮片植皮。

（5）阴茎切断者若断端完整，应清创并做断端再植术。若无法再植，清创时尽量保留残留的海绵体，以后可做阴茎再造术。

## 二、睾丸损伤

（一）病因

睾丸损伤分为闭合性损伤与开放性损伤。常见的原因为直接暴力睾丸被挤压受伤。睾丸被暴力打击后，脱离阴囊而至附近部位皮下组织内称为睾丸脱位。

（二）诊断标准

（1）明确的外伤史。

（2）临床表现：①睾丸受伤后局部剧痛，可放射至下腹、腰部或上腹部，伴恶心呕吐，甚至疼痛性休克，如睾丸出血，阴囊出现肿胀，触痛；②睾丸脱位表现为阴囊内正常睾丸位置空虚，睾丸被推向腹股沟、下腹部、股管、耻骨前、会阴或大腿内侧皮下。

（3）B 超：显示睾丸白膜不完整，睾丸回声不均，阴囊内积液或积血。

（4）鉴别诊断

1）睾丸扭转：部分患者有剧烈活动或阴囊受伤史，但多数无明确的外伤史，表现为突发阴囊疼痛，如早期就诊，查体可发现睾丸位置上移，睾丸横位，附睾移至睾丸前方、侧面或上方。抬起睾丸时疼痛不减轻反而加重。如就诊较晚，则扭转睾丸因血运障碍出现红肿，体温升高，睾丸与附睾位置不清，与急性附睾睾丸炎不易鉴别。彩超或核素扫描显示扭转睾丸血流灌注减少。

2）急性附睾睾丸炎：患侧阴囊与睾丸附睾出现红、肿、热、痛等急性炎症表现，往往伴有发热、血白细胞升高等全身症状，发热常出现在睾丸疼痛之前。彩超及核素检查显示患侧睾丸附睾血运丰富。

（三）治疗

（1）睾丸挫伤应卧床休息，阴囊托起，局部冷敷。伴有休克者先抗休克，给予止痛剂及精索局部麻醉封闭。

（2）应用抗生素预防感染。

（3）睾丸脱位可予手法复位，复位不成功，应行手术复位，做睾丸固定术。

（4）睾丸破裂伴有较大阴囊血肿时，应尽早手术探查，清除血肿，缝合破裂的白膜并做阴囊引流。

（5）术中尽量保留损伤的睾丸组织，如睾丸广泛损伤，或血运受影响不得不切除时，可睾丸移植于腹直肌内。

（史志杰）

# 第十一章

# 阴茎、阴囊及其内容物疾病

## 第一节 阴茎纤维海绵体炎

阴茎纤维海绵体炎是一种发生于阴茎白膜而病因不清的炎性疾病，可能与阴茎外伤、炎症、自身免疫性反应、维生素缺乏和内分泌等因素有关。其特征为发展隐伏的阴茎海绵体质硬斑块、病变局限，一般无疼痛感。主要病理表现为局部正常的弹力结缔组织被玻璃样性或纤维瘢痕代替，长期发展可钙化或骨化。

### 一、诊断标准

（1）该病多发于中年人，常因阴茎背侧无痛性结节或勃起时疼痛或弯曲畸形而就诊。

（2）检查时，阴茎背侧冠状沟后方可触及一个或数个结节或索条，质地硬如软骨，无或轻度压痛。阴茎勃起时疼痛、弯曲变形或斑块远端勃起不坚，重者影响性生活，甚至发生勃起功能障碍。

（3）病变钙化或骨化后 X 线片可见阴影，阴茎海绵体造影和 B 超检查有助于诊断。

（4）该病应与阴茎骨化、阴茎癌、阴茎结核和先天性阴茎弯曲鉴别。

### 二、治疗

该病有自愈倾向，极少数患者无需治疗即可痊愈或症状缓解，但多数需积极治疗。

1. 药物治疗　口服维生素 E，每日 100～300mg，连续服用 3 个月以上。局部注射类固醇药物如氢化可的松、地塞米松和泼尼松龙等。醋酸氢化可的松 25mg + 1% 普鲁卡因 1ml 直接注入病变局部，每周 1 次或在局部麻醉下将泼尼松龙 5mg 注入硬节，每周 1 次，6～7 次为 1 个疗程。

2. 放射治疗　X 线、镭和 $^{60}Co$ 局部放疗能够使部分患者的硬结缩小或消失。

3. 手术治疗　当勃起时阴茎弯曲变形持续 1 年以上或斑块钙化，需手术治疗。手术方法一般为切除斑块，缺损处填补真皮、静脉壁或涤纶补片等。手术并发症包括术后出血、阴茎头感觉降低、复发、勃起功能障碍等。

（史志杰）

# 第二节 阴茎异常勃起

阴茎异常勃起指无性兴奋和性欲要求的情况下，阴茎发生持续性的痛性勃起，分为原发性和继发性两类。原发性阴茎异常勃起找不到原因，约占30%。继发性阴茎异常勃起往往能发现诱发的因素，如白血病、贫血、红细胞增多症、原发性血小板增多症、多发性骨髓瘤、神经系统病变、肿瘤转移、血液透析、前列腺炎、尿道炎、尿道结石、会阴部损伤、用于诊断和治疗勃起功能障碍的血管活性药物、抗高血压药物及抗凝血药等。

## 一、诊断标准

1. 临床表现

（1）发病突然，阴茎海绵体明显胀大和坚硬，勃起持续数小时或数日，伴有阴茎、腰部及骨盆部疼痛。阴茎海绵体坚硬、充血、压痛。多数患者不累及尿道海绵体和阴茎头，故尿道海绵体和阴茎头仍然较为松软。

（2）根据阴茎血流量的不同，将其分为高血流量（非缺血型）和低血流量（缺血型）两种类型。低血流量型阴茎异常勃起最常见，表现为动脉灌注及静脉回流均减少。血循环障碍，血液黏度增加，组织缺氧和酸中毒可导致海绵窦血栓形成，机化和纤维化后可造成勃起功能障碍。高血流量型阴茎异常勃起的海绵体动脉血正常或增加，静脉回流无或轻度受阻，因此常不伴有疼痛或只有轻微疼痛，阴茎呈青灰色，较软，皮肤弹性尚好，预后较好。而严重的低血流量型患者，伴有剧烈疼痛，持续时间长者可发生阴茎皮肤水肿和发亮，少数患者出现排尿困难和急性尿潴留。

2. 辅助检查

（1）详细询问病史和体检：了解有无神经系统和血液系统疾病，全身浅表淋巴结和脾脏是否肿大。

（2）注意阴茎皮肤色泽、弹性和硬度。

（3）查血尿常规、血红蛋白和血液黏滞度等。

（4）必要时可行彩色多普勒检查测定阴茎动脉内径和血流量，阴茎海绵体测压及血气分析有助于高血流量和低血流量型异常勃起的鉴别诊断。

（5）通过多普勒超声检查及动脉造影，可进一步区分动脉性和静脉阻塞性异常勃起。前者起病慢，无疼痛感，为损伤性海绵体内动脉撕裂所致之持续灌注。常用的治疗方法往往无效，需行动脉栓塞。对疑有阴茎海绵体动脉破裂者，可行选择性阴茎内动脉造影，动脉破裂处可见造影剂溢出。

## 二、治疗

对于继发性阴茎异常勃起首先要重视针对原发病的治疗。原发性阴茎异常勃起早期采用保守治疗，12~24小时仍不缓解则应积极手术治疗。

1. 保守治疗

（1）药物：局部或全身使用镇静止痛剂、抗凝剂、纤维蛋白溶解剂和抗生素等。

（2）物理疗法：冷敷，冷、热盐水灌肠。

（3）对于静脉阻塞性异常勃起，首先采用穿刺抽吸冲洗或（和）注药法：消毒阴茎后，用粗针头穿刺阴茎海绵体，反复抽吸海绵体内的黏稠血液，并用含有肾上腺素、间羟胺、去甲肾上腺素、多巴胺和肝素的生理盐水冲洗，直至阴茎疲软。如异常勃起复发，可重复冲洗2～3次，但每次需间隔12小时。无效者需手术治疗。

2. 手术治疗　上述保守治疗无效或发病36小时后就诊者，应紧急行分流手术以减少海绵体纤维化。清除血块后行远端分流，即远端阴茎头阴茎海绵体分流。若单侧分流失败，则可行双侧分流。仍无效者则行下列近端分流术：阴茎背静脉海绵体分流术；大隐静脉阴茎海绵体分流术；阴茎海绵体尿道海绵体分流术。

手术并发症包括：阴茎异常勃起复发、海绵体尿道瘘、勃起功能障碍以及阴茎海绵体纤维化等。对于海绵体尿道瘘，应予以留置尿管10～14天并稍加压包扎阴茎以促进瘘口愈合。未能愈合者，择期行尿道瘘口修补术。其余并发症的处理原则同原发病。

阴茎异常勃起的各种手术均应在硬膜外麻醉下进行。部分患者硬膜外麻醉后阴茎勃起得以松软，故有时在麻醉生效后观察30～60分钟，可使部分患者免除手术。

（1）阴茎头阴茎海绵体分流术：以粗针头或刀片从阴茎背侧刺破阴茎海绵体白膜，深度约5cm。术中应用生理盐水或肝素生理盐水冲洗阴茎海绵体，尽量排出淤血后，缝合切口。嘱患者术后12小时内每隔数分钟挤捏阴茎一次，以保持海绵体空虚。

（2）阴茎背静脉海绵体分流术：在阴茎根部背侧作一个纵行切口，长约4cm，显露阴茎背深或背浅静脉，远端结扎，近端剪成斜面。在一侧阴茎海绵体相应位置作适当切口，将阴茎背静脉与海绵体吻合。

（3）大隐静脉阴茎海绵体分流术：在大腿根部作切口，显露并游离大隐静脉，将其切断并结扎远端。再于同侧阴茎根部作切口。于两切口之间的皮下分离一隧道，将近端大隐静脉通过皮下隧道拉至阴茎根部。在相应部位做直径0.5～1cm的切口，大隐静脉断端剪成斜面，与海绵体切口吻合。

（4）海绵体分流术：在会阴部阴茎与阴囊交界正中作一个5cm纵行切口，显露阴茎和尿道海绵体。切除1.0～1.5cm的阴茎海绵体白膜，并在相应的尿道海绵体白膜处作一类似切口，将两切口吻合。

3. 阴部内动脉栓塞术　适用于经分流手术治疗无效的高血流型阴茎异常勃起和阴部内动脉造影证实为阴茎海绵体动脉破裂所致的动脉性阴茎异常勃起者。该方法有造成阴茎血液供给不足的可能，因此术前应严格掌握适应证，术中要做超选择性栓塞。勃起功能障碍是阴茎异常勃起最常见的并发症之一。阴茎海绵体纤维化是其主要的病因。少数为手术分流口径过大所致。阴茎异常勃起后1年内勃起功能未恢复者，需行海绵体造影术；分流口径过大者可行手术治疗关闭吻合口；海绵体纤维化者可行假体植入术。

（史志杰）

# 第三节　鞘膜积液

正常情况下，鞘膜腔内有少量液体。当鞘膜本身或睾丸附睾等发生病变时，液体的分泌与吸收失去平衡，鞘膜腔内的液体超过正常量形成囊肿，称为鞘膜积液。根据鞘膜积液所在的部位与鞘突闭锁的情况分为以下类型。

1. 睾丸鞘膜积液　最常见，积液发生在睾丸鞘膜腔内。

2. 精索鞘膜积液　由于精索部鞘突未闭锁而形成囊性积液。

3. 混合型　同时有睾丸及精索鞘膜积液存在。

4. 交通性鞘膜积液　鞘突未闭锁，鞘膜腔与腹腔相通，鞘膜内积液为腹腔内液体，积液量随体位变化而变化。

5. 婴儿型鞘膜积液　少部分新生儿在出生时有鞘膜积液，1/4 为双侧性，多数随小儿生长逐渐消退。

鞘膜积液有原发性及继发性两种。原发者病因不清，积液为淡黄色清亮液；继发者可继发于急性睾丸炎、急性附睾炎、创伤、丝虫病、血吸虫病等，积液多混浊，甚至呈血性、脓性或乳糜性。

### 一、诊断标准

1. 症状　一般无自觉症状，常在体检时被偶然发现。当积液量较多时，站立位可有下垂感或牵扯痛。巨大鞘膜积液时，阴茎缩入包皮内，影响排尿、性生活和行动。

2. 体检　睾丸鞘膜积液多数呈卵圆形，位于阴囊内，表面光滑，无压痛，有囊性感，睾丸附睾触及不清，透光试验阳性。精索鞘膜积液位于睾丸上方，或腹股沟内，其下方可触及睾丸与附睾。交通性鞘膜积液与体位有关，站立位积液增多，卧位挤压积液可减少或消失。

3. 鉴别诊断　应与腹股沟疝、睾丸肿瘤、精液囊肿鉴别。

### 二、治疗

婴儿鞘膜积液常可自行消退，不必治疗。成人无症状的小鞘膜积液亦可不必治疗。

1. 保守治疗　较少采用，如穿刺抽液等，但极易复发。

2. 手术治疗　为主要治疗方法。①鞘膜翻转术；②鞘膜折叠术；③交通性鞘膜积液应采用腹股沟切口，高位结扎并切断未闭锁的鞘突，睾丸鞘膜的处理同上；④精索鞘膜积液需行鞘膜切除术；⑤继发性鞘膜积液应同时处理原发病。

（史志杰）

# 第四节　睾丸扭转

睾丸扭转是由于睾丸的活动度加大引起的其所附着的精索扭转，造成睾丸的急性血液循环障碍，多发生在青少年。本病既可发生在正常的睾丸，也可发生在隐睾。睾丸扭转后首先发生静脉回流障碍，引起睾丸及周围组织静脉性淤血及水肿。如未能及时解除扭转，淤血与组织肿胀不断加剧，导致睾丸动脉血供障碍，最终发生睾丸坏死萎缩。

根据扭转部位，睾丸扭转可分为鞘膜内型和鞘膜外型两类。

1. 鞘膜内型　本型多见。睾丸在鞘膜腔内发生扭转，好发于青春期。

2. 鞘膜外型　本型罕见。睾丸及其鞘膜一同在阴囊内扭转，常发生于新生儿及 1 岁以内的婴儿。

## 一、诊断标准

1. 临床表现

（1）症状：发病突然，典型表现为突发的一侧阴囊内睾丸疼痛，呈持续性，可有阵发性加剧。疼痛常放射至同侧腹股沟及下腹部，伴有恶心、呕吐。

（2）体征：阴囊红肿，睾丸肿大触痛明显。由于提睾肌痉挛与精索扭转缩短，睾丸向上移位或变为横位，睾丸与附睾相对位置发生变化。扭转发生时间较长者，由于局部肿胀严重，常不能触清睾丸与附睾。

（3）实验室检查：可有轻度白细胞升高。

2. 鉴别诊断　应与急性睾丸附睾炎相鉴别。急性睾丸附睾炎一般有发热，起病不像睾丸扭转那样突然，睾丸疼痛有逐渐加重的过程，睾丸附着在阴囊内的位置没有变化，无精索增粗缩短；急性睾丸附睾炎当托起睾丸时，局部疼痛减轻，而睾丸扭转当托起睾丸时，局部疼痛加重；彩超及睾丸放射性核素扫描等检查对鉴别诊断有一定价值。

## 二、治疗

（1）有睾丸扭转时，应尽早行手术探查复位固定术。扭转后睾丸功能的恢复与手术复位时间有关。扭转在 6 小时内复位者，睾丸功能基本不受影响，如超过 24 小时复位，多数发生睾丸功能坏死萎缩。

（2）睾丸复位后观察睾丸的情况。如睾丸色泽恢复正常，则行睾丸固定术，否则，应行睾丸切除术。

（3）由于致使睾丸活动度增加的解剖学异常多为双侧性，对侧睾丸同样有发生扭转的可能性，因此手术时可考虑同时行对侧睾丸固定术。

（史志杰）

# 第五节　睾丸附件扭转

睾丸附件是附着于睾丸表面的卵圆形小体，包括睾丸附件、附睾附件、睾丸旁体或旁睾和迷管。睾丸附件也可发生扭转，引起与睾丸扭转相似的临床症状。

## 一、诊断标准

睾丸附件扭转的症状与睾丸扭转相似，不同之处是其疼痛较轻，局部肿胀也较轻。触诊睾丸与精索关系正常。睾丸附睾在阴囊内的位置无变化，精索无扭转缩短。注意与睾丸扭转、急性附睾睾丸炎及嵌顿疝的鉴别。

## 二、治疗

（1）能确诊的患者，一般无需手术治疗。

（2）不能与睾丸扭转鉴别，应及时手术探查，行睾丸附件切除。术后并发症主要是睾丸鞘膜积液形成。术中同时切除部分鞘膜或行鞘膜翻转术，则能预防其发生。

（史志杰）

# 第六节　精索静脉曲张

因精索的静脉回流受阻或瓣膜失效、血液反流引起血液淤滞，导致蔓状静脉丛迂曲扩张称为精索静脉曲张。

有原发性和继发性精索静脉曲张两种类型。因解剖学因素所致的曲张称为原发性精索静脉曲张。当肾肿瘤累及肾静脉和下腔静脉，因癌栓或其他原因引起的肾静脉或下腔静脉梗阻时，由于精索静脉血液回流不畅，也会导致精索静脉曲张，称为继发性精索静脉曲张。

严重的精索静脉曲张可引起睾丸萎缩，影响精子的正常生长。精子的生长障碍主要发生在初级精母细胞和精细胞阶段，以患侧为明显。

## 一、诊断标准

（1）主要症状为患侧阴囊胀大，局部坠胀、疼痛感，多于劳累、久立后加重，平卧休息后症状可减轻或消失。

（2）根据静脉曲张的程度分为轻、中、重三度。轻度：局部触及不到曲张的静脉，但令患者做 Valsalva 动作时可触及曲张的静脉。中度：在正常站立位可触及阴囊内曲张的静脉，但表面看不到曲张血管。重度：阴囊部可见蚯蚓状或团状之静脉。

（3）以上三型称之为临床型精索静脉曲张，亚临床型精索静脉曲张是指体检时不能发现精索静脉曲张，Valsalva 试验亦为阴性，但经超声、核素扫描或彩色多普勒检查可发现极轻微的精索静脉曲张。

（4）原发性精索静脉曲张时，平卧后曲张的静脉可消失，以此可与继发性精索静脉曲张相鉴别。

## 二、治疗

（1）无明显症状并有正常生育者，一般不需手术。

（2）伴有不育或精液异常者无论症状轻重均为手术指征。近来认为亚临床型精索静脉曲张，亦会对睾丸功能造成影响，故应积极治疗各种类型的精索静脉曲张。术后生育力恢复的影响因素较多，无精子症者术后恢复生育力的可能性甚微。

（3）手术方式

1）开放手术：精索内静脉高位结扎术，可经腹股沟途径或髂窝途径。

2）腹腔镜精索静脉结扎术。

（　　　　　　）

# 参考文献

［1］ 叶章群. 泌尿外科疾病诊疗指南. 第3版. 北京：科学出版社，2017.

［2］ 杨登科，陈书奎. 实用泌尿生殖外科疾病诊疗学. 北京：人民军医出版社，2015.

［3］ 史沛清. 当代泌尿外科热点聚焦. 北京：人民卫生出版社，2014.

［4］ 刘强. 精编临床泌尿外科新进展. 西安：西安交通大学出版社，2014.

［5］ 金杰. 前列腺外科学. 北京：人民卫生出版社，2013.

［6］ 张元芳，孙颖洁，王忠. 实用泌尿外科与男科学. 北京：科学出版社，2013.

［7］ 孙颖浩. 实用泌尿外科手册. 北京：科学出版社，2016.

［8］ 那彦群，叶章群. 中国泌尿外科疾病诊断治疗指南. 北京：人民卫生出版社，2014.

［9］ 程跃，谢丽平. 泌尿系肿瘤药物治疗学. 北京：人民卫生出版社，2014.

［10］ 肖民辉，李伟，余闫宏. 泌尿系微创实用技术. 昆明：云南科技出版社，2014.

［11］ 朱有华. 泌尿外科诊疗手册. 第4版. 北京：人民卫生出版社，2013.

［12］ 张旭. 泌尿外科腹腔镜与机器人手术学. 第2版. 北京：人民卫生出版社，2015.

［13］ 郭震华. 实用泌尿外科学. 第2版. 北京：人民卫生出版社，2016.

［14］ 北京协和医院. 泌尿外科诊疗常规. 第2版. 北京：人民卫生出版社，2012.

［15］ 李虹. 泌尿外科疾病临床诊疗思维. 北京：人民卫生出版社，2015.

［16］ 张建荣. 多器官疾病与肾脏损伤. 北京：人民军医出版社，2015.

［17］ 夏术阶. 微创泌尿外科手术并发症预防与处理. 北京：人民卫生出版社，2013.

［18］ 邱建宏，孟晓东. 泌尿外科临床诊治路径. 北京：人民军医出版社，2014.

［19］ 王磊，高景宇，郑素芬. 前列腺疾病临床诊断与治疗. 北京：化学工业出版社，2014.

［20］ 马潞林. 泌尿外科微创手术学. 北京：人民卫生出版社，2013.